U0113888

后浪

屁屁 保养指南

笑到飙泪的 肛肠健康二三事

刘峰 著

贵州出版集团
贵州人民出版社

免责声明

　　书中信息仅供一般情况下的参考使用。在实施书中提出的任何建议之前，读者应该咨询医疗保健相关人士。请读者谨慎实践书中的任何信息，因实施带来的相关后果出版商与作者均不负责。

目录

自序

几乎所有刚认识我的人，都会对我选择这份职业的原因产生极为浓厚的兴趣。要么瞪大双眼疑惑于他面前这个看似敦厚的人竟会行如此"龌龊之事"；或是紧闭双眼、扶住额头去消化这突如其来的羞耻话题；有些人甚至露出暧昧的笑容，调侃我能冲破常规职业观念的束缚。而我呢，总觉得打破别人当下的幻想是一件非常不得体的事，所以我总是再贴心补充一句："我没得选。"

其实，我之所以选择这个职业，是因为我可爱的老师们。

大学三年级时，我进入了无所事事的状态，对学习提不起任何兴趣。直到我校肛肠科的张锋教授走上讲台，我才改变了自己颓靡的状态，从困境中走出来。我从未见过这般从容、自信的人，我认为是职业塑造了他的个性，所以我立志考上肛肠科的研究生。

我的研究生导师廖行忠教授是一位真正的严师。在校时，他经常批评我学习不够努力，有关生活方面的事情也时不时提醒我保持自律。到现在，每次去探望廖教授时，他对我总是有说不完的话，但他会克制自己的话语，不像以前那样对我叮嘱过多，交代几句后便匆匆结束话题，撵我回家。

从学校毕业后，我也碰到很多对我颇为照拂的前辈和老师。比如，在我人生的至暗时刻，师叔黄德铨教授反复给我打电话，鼓励我挺起胸膛，激励我走出困境。在医院工作时遇到的董飚老师，手把手地指导我进行扎实的基本功训练。

在这个行业内，我看到的是人性，是支持，是关爱。所以，谨以此书，我想向教导过我、帮助过我的各位前辈及老师认真地交上一份作业。

肛门和直肠虽然是我们身体的一部分，但它们通常很容易为人忽视，潜藏着大量秘密。小小一个肛门看起来不起眼，其结构却精巧无比，也是我们日常能感受身体变化最重要的器官之一。为什么便便会出现各种形态变化？为什么时不时会有痛、痒、坠胀的感受？有了症状之后我们如何自救？由于患者觉得这些问题是"难言之隐"，病症变得更加难以察觉，从而也可能耽误及时的治疗。所以，我想在这本书中帮助大家打破对肛门直肠这个部位的既往印象，告别身体羞耻，同时能深入了解相关健康问题。

然而，要想讲明白这些，还得从肛门直肠的解剖、生理、病理入手，同时要涉及疾病的诊断、治疗、预防。如果按这个顺序一一讲解，那该是何等枯燥、乏味。

因此，在这本书中我尽力用最为通俗的语言和有趣的故事，介绍肛肠科的相关科普知识，分享我多年的临床经验，希望大家能够及时预防，不给病痛任何侵犯身体的机会。同时，在编辑和插画师的帮助下，本书将以图文结合的形式轻松地呈现给各位读者。

接下来，就让几则幽默的诊间漫画带大家进入本书，一起看一看我们的屁屁都有哪些常见问题。

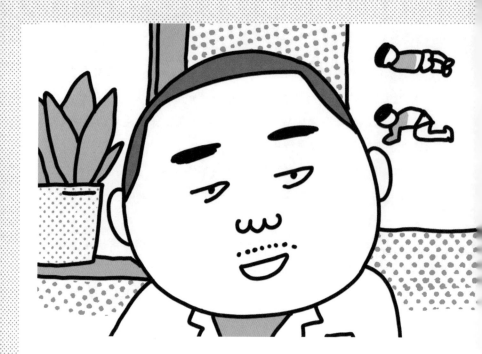

Chapter 1

第一章　肛肠科医生的一周门诊

MONDAY

星期一

◇◇◇◇◇◇◇

压力很大的王经理

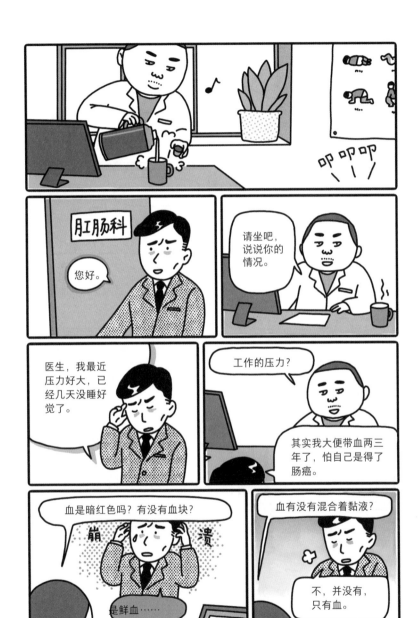

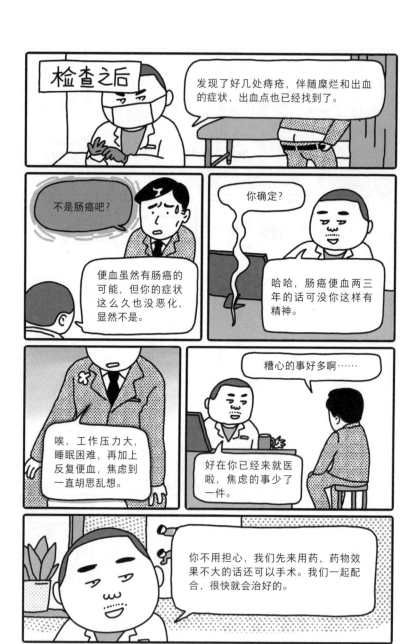

刘医生的额外叮嘱

痔疮一般并不致命，但它会让人的心理压力变得非常大。大家都知道，身体任何地方出血都不是好事。特别是便血，这确确实实是肠癌的一个重要表现。别说是没有基础医学知识的普通人，就算是非消化专业的医生，也不能一下子精准地判断出便血到底是因为癌还是因为痔疮。而且癌本身非常隐蔽，确实没有更多的症状能提醒我们注意。所以一旦出现便血，我们绝对不能放松警惕。

针对这种情况，我们可以留意发作的持续时间。一般来说，如果是因肠癌而出现便血的情况，本身就表示癌症已发展得比较严重，是不可能持续两三年人还活蹦乱跳的。所以大家遇到便血情况的话，尽可能抽出时间去趟医院，让医生帮你找一下出血的具体原因。

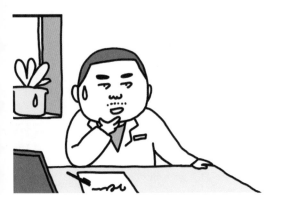

TUESDAY

星期二

◇◇◇◇◇◇◇

开一天会的李科长

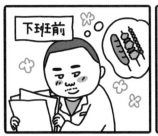

下班前

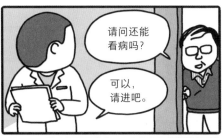

请问还能
看病吗？

可以，
请进吧。

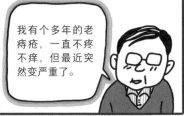

我有个多年的老
痔疮，一直不疼
不痒，但最近突
然变严重了。

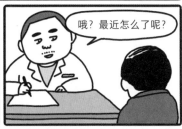

哦？最近怎么了呢？

最近半年经常开会，一坐就要坐
好久，长胖了好多不说，痔疮也
随之加重了。

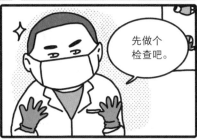

先做个
检查吧。

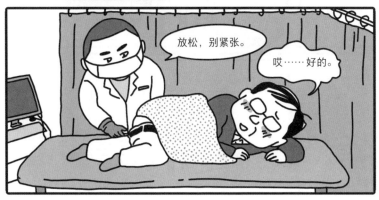

放松，别紧张。

哎……好的。

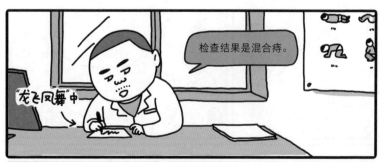

检查结果是混合痔。

"龙飞凤舞"中

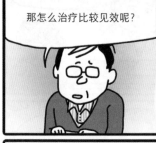

那怎么治疗比较见效呢?

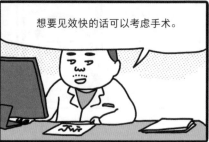

想要见效快的话可以考虑手术。

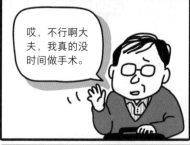

哎，不行啊大夫，我真的没时间做手术。

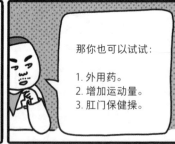

那你也可以试试：

1. 外用药。
2. 增加运动量。
3. 肛门保健操。

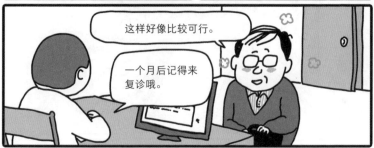

这样好像比较可行。

一个月后记得来复诊哦。

刘医生的额外叮嘱

　　像李科长这种每天都久坐开会，一坐就是四五个小时的情况，基本成了现代白领办公的标配。这种活动量较少的工作方式不但对屁屁影响非常大，对我们心脑血管系统和其他系统的影响也是非常大的。

　　不过，开会期间站起来蹦蹦跳跳活动身体也是不合适的，毕竟开会是件非常严肃的事情。

　　因此，利用坐着工作的时间，我们可以做一些如提肛这样不用走动的保健活动。此外，工作之余，我们一定要把丢失的运动量补回来，同时不要忽略了均衡的饮食和良好的睡眠。这样我们才会有一个金刚不坏的屁屁。

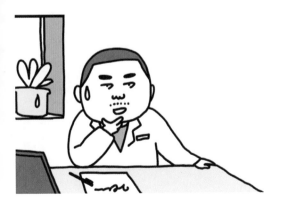

WEDNESDAY
星期三

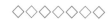

不爱运动的刘先生

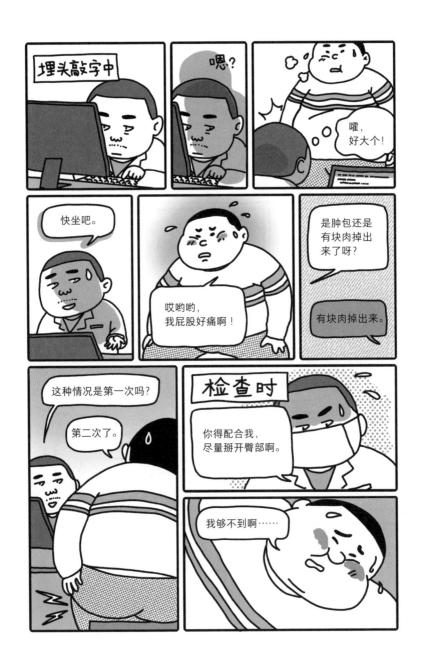

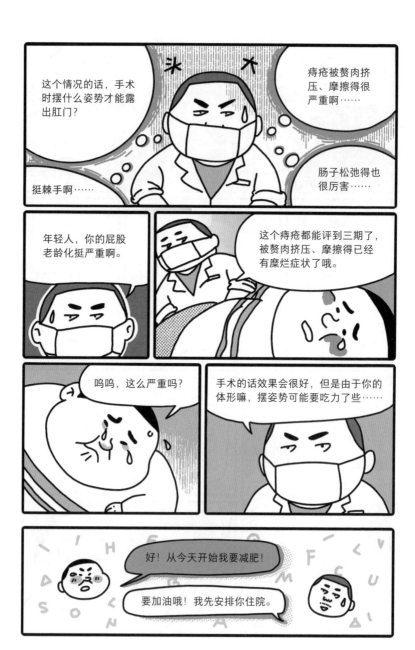

一般来说，体形肥胖的患者不但会伴有缺乏运动的问题，还会伴有饮食不健康的问题。大家常用来形容人的一句话叫"心宽体胖"，其实不然，很多肥胖的人还有自卑的心理问题。比如我自己，我曾经买衣服时会很自卑，因为我也是个胖子。

在肛肠科医生看来，由于体形、不注意运动和饮食控制问题，体形肥胖的患者的病情相对要严重一些。而且体形比较大的患者确实会给手术操作带来一些麻烦。比如麻醉医生掌握麻醉剂量的考虑，再比如手术床和腿部支架能否承受重量的问题，还有肛门局部能否比较充分地暴露出来的问题。或者如果要做开腹手术，过度的脂肪堆积还会引起脂肪液化问题。此外，肥胖对心脑血管造成的负担也是非常大的。

所以，哪怕体形只是稍胖的读者朋友，如果看到这里，也请行动起来吧，尽量做到管住嘴、迈开腿。

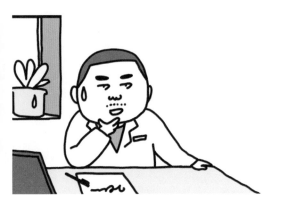

THURSDAY

星期四

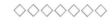

酷爱火锅的阮妹子

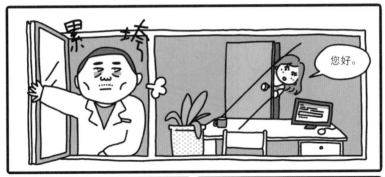

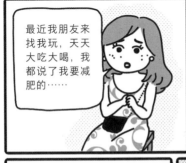

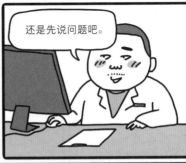

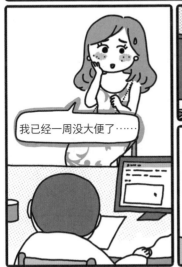

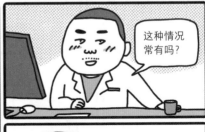

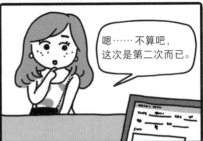

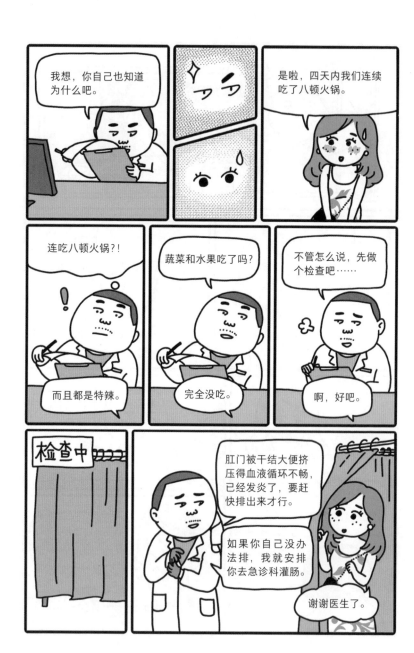

刘医生的额外叮嘱

　　过分刺激的饮食有可能破坏我们肠道的动态平衡，使大便出现干结情况。肠子本来在正常状态下不会很粗，但是它是一个非常有弹性的器官，可以容纳很多大便。想要排出干结的大便非常困难。大量堆积的大便会压迫屁屁的血管，导致痔疮的急性发作。这种急性发作的炎性痔疮非常疼痛。大便排出之后，这种炎症普遍在两三天内能够得到缓解。

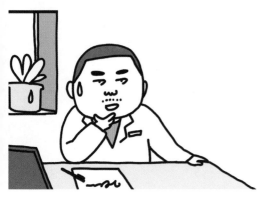

FRIDAY
星期五

◇◇◇◇◇◇◇

上厕所时喜欢玩手机的陈同学

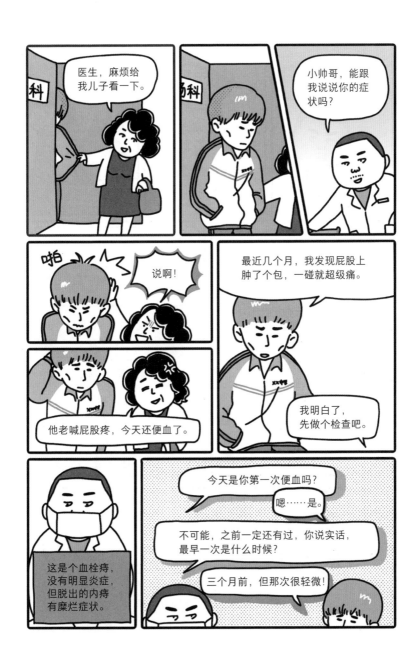

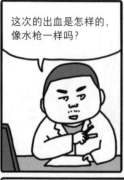

这次的出血是怎样的，像水枪一样吗？

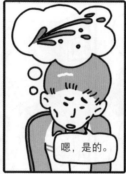

嗯，是的。

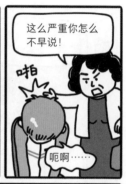

这么严重你怎么不早说！

呃啊……

你住校吗？

是的，学校要求。

在学校吃不吃水果？

学校里没有水果。

周末回家也不吃？不带点去学校？

我没有吃水果的习惯。

平时多久排一次便？

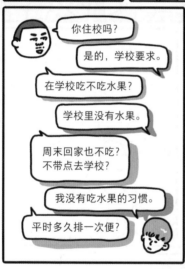

这孩子每天要蹲坑好几次，也不知道哪来那么多屎！

我猜你是利用上厕所的时间打手机游戏，一蹲就要半小时吧？

呃……是。

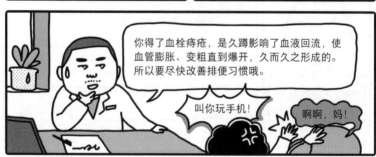

你得了血栓痔疮，是久蹲影响了血液回流，使血管膨胀、变粗直到爆开，久而久之形成的。所以要尽快改善排便习惯哦。

叫你玩手机！

啊啊，妈！

刘医生的**额外叮嘱**

　　青少年得痔疮的情况并不少见。现在的年轻人患痔疮的最大原因就是蹲厕所时玩手机。孩子的爸爸妈妈也应该有这种生活经验，他们小的时候虽然没有手机来玩，但是有小说可看。有些人蹲厕所时可以读半本金庸的小说，有些人蹲厕所时可以翻完一整本杂志，甚至有的人会把卫生间装修得和图书馆一样，直接把书架钉在墙上。我经常对患者开玩笑，蹲厕所时玩手机或看小说，实际上就是在给肛肠科医生送生活费。

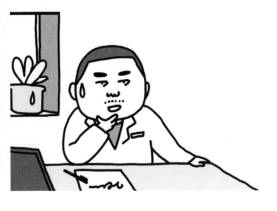

SATURDAY

星期六

◇◇◇◇◇◇◇

嗜酒如命的周部长

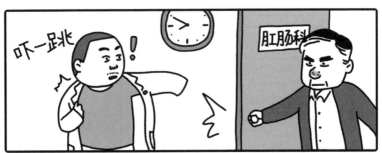

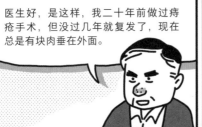

医生好，是这样，我二十年前做过痔疮手术，但没过几年就复发了，现在总是有块肉垂在外面。

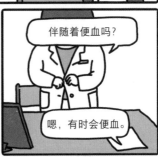

伴随着便血吗？

嗯，有时会便血。

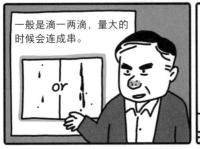

一般是滴一两滴，量大的时候会连成串。

or

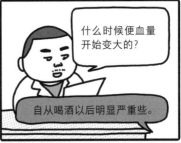

什么时候便血量开始变大的？

自从喝酒以后明显严重些。

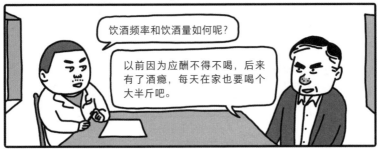

饮酒频率和饮酒量如何呢？

以前因为应酬不得不喝，后来有了酒瘾，每天在家也要喝个大半斤吧。

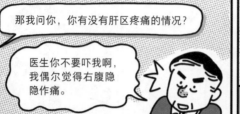

那我问你，你有没有肝区疼痛的情况？

医生你不要吓我啊，我偶尔觉得右腹隐隐作痛。

我先看看你的腿有没有水肿，然后我们做个指检吧。

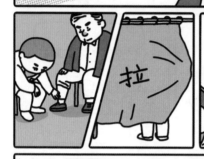

拉

是三期内痔，可以考虑手术治疗。但你现在的皮肤发黄，下肢有些水肿，看起来营养不足，平时有好好吃饭吗？

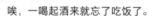

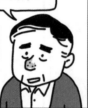

唉，一喝起酒来就忘了吃饭了。

我建议你先去消化科看诊，或者做个肝功能检查。重要的是，应该戒酒了。

戒酒嘛……有点……

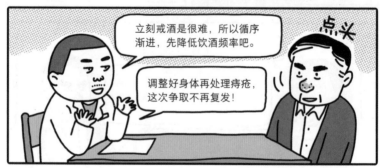

立刻戒酒是很难，所以循序渐进，先降低饮酒频率吧。

调整好身体再处理痔疮，这次争取不再复发！

点头

酒精本身具有非常强的成瘾性。现代生活中有些人会因生活压力太大而寻求酒精的慰藉，而有些人则是出于工作的需要，确确实实不容易躲开酒局。酒精不但会对肠道的黏膜产生刺激，引起肠道炎症，改变我们的大便习惯，长期酗酒也会严重损伤肝脏的功能。屁屁的血液回流时很大一部分要经过肝门静脉，所以肝脏的负荷一旦变大，痔疮也会往更严重的方向发展。

长期喝酒不仅影响身体健康、耽误工作，还会破坏家庭和睦。没有喝酒习惯的人不要刻意去培养自己喝酒的习惯，毕竟酒很容易使人上瘾。而针对有喝酒习惯的人，我建议应该考虑控制饮酒量甚至戒酒。

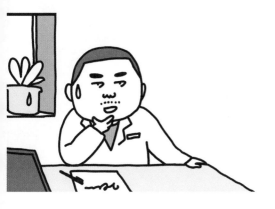

SUNDAY

星期日

◇◇◇◇◇◇◇

孕期六个月的艾女士

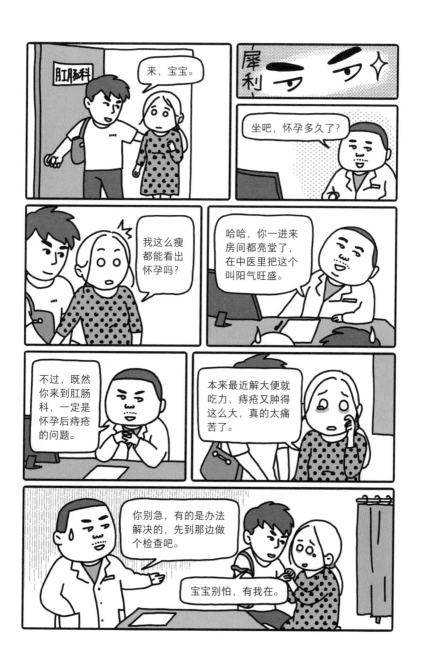

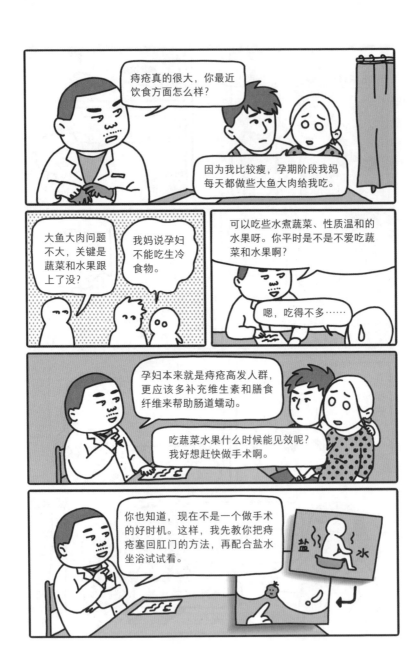

准妈妈们是痔疮的高发人群。腹内的胎儿长大之后就会压迫直肠，导致直肠的静脉回流阻力变大。再加上我们传统的饮食习惯多倾向于让孕妇吃大鱼大肉，蔬菜和水果的摄入量相对比较少，这也会导致排泄大便变得困难。

由于胎儿的存在，药物的选择范围也会变窄。所以孕妇患者的痔疮发作得比较厉害的时候，我们能采取的方法也比较有限，直接做手术更是不可行。因为做手术时需要用到的药物很多都有可能直接通过胎盘伤害到胎儿，手术产生的疼痛也有可能伤害到胎儿。

所以，想要保证孕期和哺乳期痔疮不发作，最关键的是备孕阶段的评估。

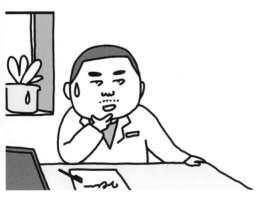

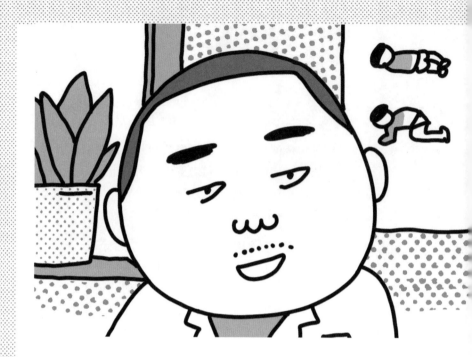

Chapter 2

第二章　你所不知道的肛与肠

大肠……很好吃?

我有一个坚持了10多年的特殊爱好。

从大学时代起,我每周都会在周末找个中午的时间一路向南,直到成都的双流区西航港街道。以前,这里叫成都府华阳县白家镇。

我去白家总是有各种理由。比如,读书时会去四川大学江安校区打望女孩子,或者找同学蹭个饭。恋爱之后路过白家时会去逛个街。有了孩子之后会路过白家去海滨城看看大鲸鲨。

现在,白家本身吸引我们一家的地方并不难找。从川大江安校区地铁站出来,继续向东南拐进黄河南路,目的地就在白家场老市场门口的十字路口的肥肠粉店。门口总是有泥,进门前记得像老白家人那样,在台阶上刮刮鞋底。不要急着坐,一定要先扯着嗓子喊:"老板儿,一碗粉儿,两个冒节子,一个锅盔。"坐条凳前一定要记得往后拉,空间能让人跷起二郎腿那种。这时候你就可以张开鼻孔,循着那股怪怪的香气往店内看:老板从一口热气腾腾的大锅里盛出一碗白花花的浓汤,汤水就着肠头往碗里猛灌,耳边还充斥着有节奏的拍打红薯粉的啪啪声。

泡个方便面的工夫,一碗滚烫的肥肠粉就上桌了。奶白色的浓汤,表面漂着大块的菱形肥肠,点缀着绿油油的香菜和嫩嫩的黄豆芽。如果是第一次尝试肥肠粉，你一定不会相信，肥肠这种重口味的东西，居然真的有店家敢做成清汤？搅动红薯粉，你才能看到星星点点的红油往上冒。说来也奇怪，这怪怪的臭味还真能让人口水直流。这时候不要迟疑，大口嗦粉吧，放久可就咸了。嗦完了别急着放下碗，就着这口肥肠汤，再咬一口外酥里嫩的锅盔。你会不由得感叹，乾隆爷要是早知道这美味，绝不会下江南。吃完了抹抹嘴，也别急着走，不妨看看店外这人来人往的小街，听听外面摊贩与顾客的讨价还价，这就是属于老成都的烟火气。对了，出门时别忘了在门口台阶上摆摊卖菜的老阿姨那里买两把今天新摘的青菜。

吃猪大肠的现象在全国哪里都有。但要是来了成都，你可千万别错过这一口。我 5 岁的女儿现在都能每周嗦一整碗清汤肥肠粉了。

但大家有没有好奇过，肥肠到底是肠子的哪一段？冒节子又是哪一段？

其实，冒节子是猪小肠，打个结来吃会更劲道。

而肥肠，就是猪大肠。大肠接着小肠往下，一路下去还包括盲肠、阑尾、结肠、直肠、肛门。这一段可谓是正宗的"下水"。肠子内层光滑柔嫩，但充斥着各种分泌物和说不清道不明的东西，所以处理时要加白醋和面粉使劲揉搓，翻来覆去地冲洗。肠子的外层则包裹着系膜、脂肪、淋巴，把这些都撕扯干净后便会露出丰富的肌肉，这就是肥肠香脆、弹牙口感的来源。末尾那一段堪称精华，一层肌肉一层油，层层包裹，吃起来满嘴生香。遇到老食客的话，厨师还真不能把这一段的脂肪处理得太干净了，人家要的就是那个直冲天灵盖的味儿，反正我是受不了。这股强劲的味道得益于肛门丰富的血管。

除了好吃，大肠还有什么有意思的内容呢？

那我再来告诉你个奇怪的知识，你别笑哦：人是屁屁变的，你信不？

人类生命的起源——齿状线

地球上最原始的动物从嘴吃进去东西，经过消化后又把食物残渣从嘴吐出来。这种动物叫作原口动物。

半索动物门、毛颚动物门、棘皮动物门、脊索动物门的动物，就有些不一样了。这些动物在胚胎发育的早期会先发育出一个口，这个口之后会发育成肛门。在之后的原肠胚期，与原口相反一端的内外两个胚层相互贴紧，最后穿成一孔，发育成了嘴，这种动物叫作后口动物。

我们人类便是后口动物，在胚胎发育的过程中是先发育肛门的。之后或许是为了避免恶心，又在对面发育了一个嘴。也就是说，我们从一个细胞长出来的第一个器官就是肛门。如此看来，有些人骂人的时候说："你是屁眼变的！"这句话想来是有道理的。

这种理论在人体中能不能找到证据来证明呢？有的。

我们从胚胎发育成人的最初就是从肛窦开始的。

肛窦这玩意儿长得像个漏斗，又称肛隐窝，是由相邻的

图1　肛门解剖

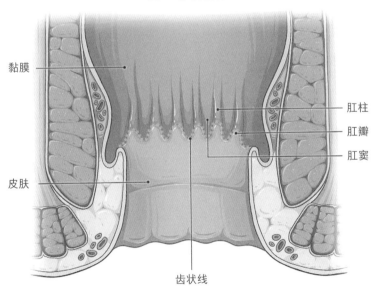

两个肛柱与肛瓣围成的袋状小窝，口上底下，深约3～5毫米。每个人的肛窦数量还不一样，一般人有10来个，多的听说有30多个，绕直肠末端一周呈环状分布。

虽然好比是漏斗，但因为肛窦是单向开口，就容易掉脏东西进去，所以在肛窦下面还长了一个腺体，目的就是把掉进去的脏东西洗出来。

这个东西长在哪呢？它在距离肛缘2～3厘米的地方长成一圈，其解剖学术语为齿状线，其名如其形，跟一排牙齿一样，是由肛瓣的游离缘连合而成。它还是直肠（黏膜）与肛管（皮肤）的分界线：上是直肠，发生于内胚层；下是肛管，发生于外胚层。胚胎发育过程中，齿状线往里发育会形成内脏；往外发育则会变成皮肤、骨骼等。

齿状线是肛肠科领域最重要的解剖结构，主要是由于它分开的上下部分结构和功能的不同：

1. 上皮不同

齿状线以上是直肠，其表面覆盖的是黏膜；齿状线以下是肛管，其表面覆盖的是皮肤。所以，如果这里出现癌细胞，发生在齿状线以上的多为腺癌，发生在齿状线以下的多为鳞癌。

2. 神经不同

齿状线以上受自主神经（自主神经）支配，无痛觉，你感觉的肚子痛实际是肠子外面的神经痛，肠子本身不会感到痛；齿状线以下受脊神经（肛门神经）支配，痛觉很敏锐。以前一些痔疮手术选择不打麻药，因为医生觉得只涉及齿状线以上的部分，是不需要麻药辅助的。但实际操作中怎么可能不碰到齿状线下面的部分。患者在手术过程中遭受到的那种痛苦可以说令人生不如死。

3. 血管和淋巴回流不同

这是齿状线和绝大多数的肛肠科疾病都相关的直接原因。最可恶的是，齿状线除了分泌点儿汗液基本上没有其他作用，这点儿汗液还是多余的！

让我们再来数一数与齿状线相关的最常见的病症。

- 脏东西进得去出不来，发生感染，就会出现肛窦炎、肛周脓肿、肛瘘。
- 痔疮在齿状线上面的话是内痔，在它下面则为外痔，但由于齿状线特殊的结构，一般会上下一起发痔疮，所以绝大部分痔疮患者得的是混合痔。
- 由于它是皮肤与黏膜的交界，容易出现一些异化细胞，或者在不该长某些细胞的地方长出了奇怪的细胞，齿状线附近和直乙交界（直肠和乙状结肠交界）承包了70%的肠道癌症。

· 这个地方还老爱发炎，一发炎就会导致肛乳头肥大。

而且由于人类是直立行走，齿状线这东西和地心引力还配合得很好，最终就造成人类 80% 的肛门直肠疾病都和这个结构有关系，这分明就是人体运行的一个程序 bug。

所以，我时常会想，神仙还真是顽皮。人们都说神仙甩出一串泥巴就变成了人，在我看来，他明明就是在用泥巴捏小圈圈嘛。

复杂的肌肉与血管

虽然神仙造人时喜欢乱来，满脸坏笑捏圈圈，但我们人类自己进化的时候可一点儿也没马虎。

其中最有意思且最鬼斧神工的，当属肛门直肠的肌肉和血管了。如果你能仔细看我接下来的讲述，你就会发现生活中很多有意思的事都解释得通了。

肌肉

人的肌肉分为随意肌和不随意肌。简单理解就是，随意肌是你能让它动起来的肌肉，比如你可以含情脉脉地对着你的爱人眨眼睛；不随意肌是不听你话的肌肉，比如你不能主动让心脏停一会儿。我一度觉得，这种进化是大自然为了避免人类干傻事。比如，我为了好玩把右手肌肉的供血通道封闭了，但不幸的是忘了再把它打开，那要不了多久就该截肢了。所以，大脑不会让我们自己控制体内重要器官的肌肉。

肛管壁内的肌肉都是不随意肌。此外，肠子的肌肉也是不随意肌。你不能指挥自己的肠子怎么蠕动，它直接受大脑支配，当肠子的肌肉蠕动变慢时，就可能出现便秘的一个重要分类：慢传输型便秘。耻骨直肠肌和肛门内括约肌同样也是不随意肌，它们不听大脑指挥时可能会收紧肌肉，把肠子通行的大门关上了，这就形成便秘的另一个重要分类：出口

图2 肛门直肠肌肉

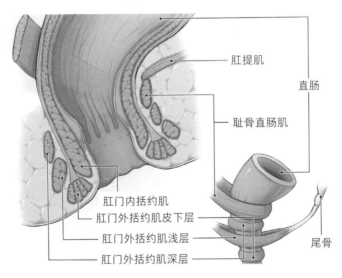

肛提肌

直肠

耻骨直肠肌

肛门内括约肌
肛门外括约肌皮下层
肛门外括约肌浅层
肛门外括约肌深层

尾骨

梗阻型便秘。上下两边肌肉都出问题所造成的便秘，就是最普遍的一个便秘分类：混合型便秘。所以不随意肌失灵往往是我们得便秘的最直接因素。

肛管壁外的肌肉是随意肌。随意肌为人类文明做出了突出贡献，让我们不至于像鸟一样随地大小便。

接下来，让我们再看一看肛门直肠周围一些有意思的肌肉。

🙂 肛门内括约肌

内括约肌是直接掌管我们肛门是关闭还是张开的最重要的肌肉，它是不随意肌，围着肛门以环形长了一圈。

内括约肌在正常情况下是收紧状态。它在收到直肠充盈的排便信号时，会主动放松，以让大便顺利排出。在没有收到信号时，它会维持紧绷的状态，以保证肠子里的汤汤水水流不出来。

这块肌肉非常有力，但也有极限：它在承受 100 毫升的水的压力时，只能坚持 50 多秒。这就告诉我们一个事实：当你想要拉稀并且已经感觉憋不住的时候，大概还剩 50 秒的时间必须找到公厕并排便。

内括约肌作为不随意肌自然也有其弱点，那就是在遇到有害刺激时容易过度痉挛。这也是我们肛裂的主要原因：内括约肌痉挛。所以在这里我想要纠正一个大部分人的误识：

肛门有撕裂感，出现裂口且出血，并不是肛裂，一般是痔疮；肛门的痉挛性疼痛，加上出现一个灰白色的类似口腔溃疡的口子，才是肛裂。内括约肌痉挛会引起肛门供血不足，于是就出现一个缺血性溃疡。肛裂和口腔溃疡说到底还真是一回事。

😀 肛门外括约肌

外括约肌在内括约肌的外面，也在肛管壁的外层，属于随意肌。

外括约肌是我们可以控制的肌肉。这层肌肉比内括约肌有力得多，在拉稀这种关键时刻还是能帮我们坚持一下的。只不过这么一层薄薄的肌肉，要去阻挡滔天洪水，真是难为坏它了。所以当我们只靠外括约肌憋住便意的时候，我们的感觉——生不如死。它最终能撑多久，主要取决于我们的毅力。但说实话，其实撑不了多久。

外括约肌主要分为三层，分别是皮下部、浅部和深部。皮下部和深部都是以圆环形态包裹肛门。浅部则不同，它是梭形的，这也造成了它所控制的这部分肛门受力不均匀，前侧和后侧有一部分是不在控制范围内的，因此在大便下降时其前后两侧的肛管受到的压力更大，这就是肛裂多数发生在肛管前后正中间的原因。

耻骨直肠肌

它的两头与耻骨相连，形成一个 U 形，用于把直肠吊起来。它也是不随意肌。

耻骨直肠肌充分体现了人体构造的鬼斧神工。平时，它把直肠吊起来呈一个锐角，这就相当于一扇门，大便会一直保存在耻骨直肠肌的上面。排便时，它会变得松弛，使直肠形成一个 137° 的钝角，即形成漏斗状，以使大便顺利通过。所以在正常情况下，肛门及其上段的直肠是空的，不会存储大便。这也是我一直坚信肛肠科比口腔科还干净的原因。

耻骨直肠肌作为不随意肌，和内括约肌一样特别怕刺激，一刺激就会痉挛。耻骨直肠肌一旦痉挛，就放松不了，从而导致大便不能顺利下来，这是一部分便秘患者的重要病因。很多便秘患者其实都有耻骨直肠肌痉挛的问题，理论上做个简单的手术来切断部分耻骨直肠肌就能解决问题。但目前来看，具体实施有以下两个难点：

首先，慢性便秘普遍有多种原因。耻骨直肠肌痉挛在患者便秘症状中所占的比重到底有多大？目前没有很好的手段可以确定。贸然手术很可能收效甚微。

其次，确诊耻骨直肠肌痉挛很麻烦。有经验的专科医生可以通过指检来大概摸出耻骨直肠肌是否有问题。但要拿出客观证据，以目前的医疗条件看，需要借助一个特殊的检查——排粪造影。这个检查项目的流程非常麻烦：首先，患者喝下造影剂后，要一直在 X 光机前蹲着排便。这不但对患者的身体有影响，对患者的心理伤害也极大。其次，整个过程需要占用一台 X 光机好几个小时，就现在紧缺的医疗资源情况来看也不是那么容易实现，而且有相关经验的放射科医生也很稀缺。所以，如何实现对便秘患者病因的确切诊断，目前在国内外医学界都是个热门话题。

🙂 肛提肌

它是随意肌，并且真的能提肛。我们在做提肛运动时，是能感受到它的运动的。

肛提肌是一个肌群，它横向生长在骨盆下部，薄而宽大。目前医学界还提出了肛提肌复合体的概念。

肛提肌托住我们盆腔内的内脏器官，以保证它们不会掉下去。比如部分疝气患者的肠子会掉到阴囊里去，这就是由于其肛提肌的功能变弱了。有些老年女性出现会阴下降、子宫脱垂等，都和肛提肌受损、功能减弱有直接关系。

肛提肌有几个孔，尿道、阴道、前列腺、肛管等器官分别从中间通过，肛提肌把它们牢牢地固定住。如果肛提肌发生病变，这些器官也会失去支持，比如直肠可能经肛门脱垂。

肛提肌还能协助我们排便。排便时，肛提肌向四周骨盆方向收缩，支撑肛管的孔会变大，大便就顺利下去了；放松时，肛提肌恢复原状，再把肛管的孔缩小，然后我们的腹腔向下用力，就能排出粪便。这一套张开肌肉、深呼吸、向下用力的动作，我相信每一个解大便费力的人都很熟练。

提肛训练是不是有益的？当然是有益处的，但我觉得和身体其他部位的肌肉一样，单独锻炼一块肌肉的收效甚微。只有搭配合理、科学的全身肌肉锻炼，才能更高效地发挥提肛训练的作用。

肛门直肠周围还有很多有意思的肌肉，但都不如上述四块，像夜空中的萤火虫一样鲜明和出众。这四块肌肉还有一个共同点，就是肌肉间隙非常多，非常大，非常分明，间隙中间的脂肪非常丰富（从大家爱吃的正宗回锅肉一般都喜欢用二刀肉这一点就可以看出来）。然而，这些大大小小的众多间隙和丰富的脂肪，为肛周脓肿和肛瘘这些感染性疾病的发生和发展提供了良好的温床。

血管

接下来让我们聊聊血管。血管和痔疮的发病也息息相关。

在上一节我讲到，人是从齿状线开始发育的，内胚层向上发育出嘴，最终长出内脏；外胚层向肛门外发育出皮肤和骨骼。这

图 3　肛门直肠血管

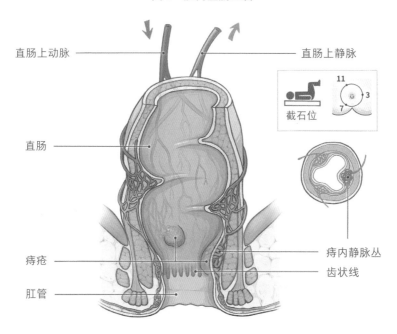

直肠上动脉

直肠上静脉

11

3

7

截石位

直肠

痔内静脉丛

痔疮

齿状线

肛管

个过程对血管也有着莫大的影响。

在肛门直肠结构中，不管是动脉还是静脉，都以齿状线为界分为两套不同来源和回路的供血系统，一套供给直肠，一套供给肛门。其中几个血管相对比较重要。

🙂 直肠上动脉

这套动脉是直肠最大的供血系统，广泛分布于直肠各层和全部直肠黏膜，在直肠靠近肛管的地方开始出现大量细小分支，主要集中在截石位（患者平躺，平视他／她肛门的这个体位）的 3 点、7 点、11 点。因此，内痔出血最多的地方就是在这三个点位。痔疮出血能让人贫血，甚至出血性休克（血管破了的话，出血经常呈喷射状）。

直肠上静脉和它分出来的痔内静脉丛

痔内静脉丛顺接直肠上动脉在直肠末端 3 点、7 点、11 点的分支，往上进入直肠上静脉，最终流入肝门静脉。痔疮实际就是静脉曲张，所以上述三个点位是痔疮最好发的部位。孕妇之所以容易得痔疮，是因为孕期胎儿和子宫会压迫到直肠上静脉，导致痔内静脉丛淤血且回流不畅，从而引发痔疮。门静脉是肝脏最大的一条静脉。很多人都知道，爱喝酒的人容易得痔疮，实际是酒精容易损伤肝脏，造成门静脉压力增大，同样引起痔内静脉丛淤血及回流不畅，引起痔疮。肝硬化患者普遍患有很严重的痔疮。

◇◇◇

大家读到这应该能了解到，我不是粗俗的屎尿屁医生。我们的工作很专业、学术。但由于我这个职业实在是特殊，我身边的朋友们特别喜欢给新朋友介绍我的职业。一般他们会问我："不知峰兄在哪高就啊？"我本着绝不骗人的原则回答："小弟不才，一直在做出口。"新朋友："只做出口？"我："是的，不做进口。"新朋友："具体从事哪个细分行业的出口呢？不知以后有没有机会合作？"听到这，我会挑起眉毛一脸坏笑："有的，一定有机会的，因为我主要做来料加工。"

便便工厂

大肠和肛门是来料加工工厂这个事，绝对不是我个人杜撰的。相关说法最早见于 2000 多年前的《黄帝内经》。

其中，《素问·五藏别论篇》说："夫胃小肠大肠三焦膀胱，此五者，天气之所生也，其气象天故泻而不藏，此受五藏浊气，名曰传化之府，此不能久留输泻者也。魄门亦为五藏，使水谷不得久藏。所谓五藏者，藏精气而不泻也，故满而不能实。六腑者，传化物而不藏，故实而不能满也。所以然者，水谷入口，则胃实而肠虚；食下，则肠实而胃虚。故曰：实而不满，满而不实也。"

魄门是古人对肛门文绉绉的称呼。我觉得这个名字起得非常绝妙。魄，本指精神、精力。袭击一下魄门，精神和气力都没了，大家体会一下，是不是非常传神？

上文中说大肠是传化之府，传化物而不藏，实而不能满。是不是就像从事原材料加工生产的现代企业，而且特别强调资金收益和存货周转。一句"实而不能满"，道出了生产型企业健康发展的核心：净资产收益率和存货周转率。

所以，我们其实可以将大肠和肛门看作——便便工厂。

便便工厂的主营业务涵盖四个方面：消化、分泌、吸收、排便。

消化 = 原材料加工生产部门

人体的消化主要是把食物分解成可以吸收的小分子物质，消化的过程从口腔贯穿到小肠。消化需要各种酶来完成，比如口腔的唾液淀粉酶可以把淀粉分解成葡萄糖，胃蛋白酶、胰蛋白酶可以把蛋白质分解成氨基酸等。

大肠和肛门在消化这一项上做得非常现代和先进。很多高科技企业控制着研发和销售部门，将生产工作外包给生产企业，以垄断专利和控制销售的方式来获取大量利润。大肠和肛门也是这样的，它们划分工业园区功能并将其整体外包。因为大肠和肛门基本没有合成酶的功能，不能进行正常消化。那么大肠和肛门的来料加工工作外包给了谁呢？答案是：细菌。

最可怕的是，大肠垄断了纤维素的消化和维生素的吸收功能。我们人体中没有能消化纤维的酶，单靠自己是不能消化蔬菜、水果中的纤维的，也无法生产我们赖以生存的各种维生素。大肠工业园区给这些细菌工厂提供了大量的政策倾斜、厂房设备，并且特别努力地孵化各种维生素生产企业，还牢牢控制着维生素的分销渠道。更先进的是，这些细菌企业的产能也受到大肠的控制：当通过食物摄入的某些维生素充足时，大肠会调控这些细菌企业减产；当通过食物摄入的维生素不足时，大肠会调控细菌企业增产。

大肠中的细菌失调，会给我们带来很多问题。比如，很多上班族都会在冬天出现嘴唇干裂的问题。很多人都认为是天气干燥、办公室的中央空调造成的，处理办法就是涂抹唇膏、用加湿器。但你有没有发现收效甚微？嘴唇反复裂口，唇膏被舔掉之后嘴唇就变得又肿又疼。但为什么夏天同样干热，只要我们喝了足够的水，嘴唇就不会这样反复裂口呢？原因其实在于冬天维生素缺乏，而夏天吃的水果多。不信的话，在你嘴唇裂口时一口气吃一个柚子试试，明天大概率就会好了。手指有倒刺的原理也是一样。

有些人一定还发现，冬天如果感染呼吸道疾病，吃了抗生素后，嘴唇裂口会加重。其实是因为抗生素杀死了肠道的部分细菌，从而引起维生素缺乏。

妈妈们可能也发现了一个问题，初生婴儿如果被划破一点点皮肤，经常流血不止。长辈一般会解释为婴儿血供更丰富，其实是因为初生婴儿肠道内的正常菌落还没有形成，无法形成足够的维生素 K，延长了凝血酶原时间。

分泌 = 厂区内的周转系统

结肠、直肠、肛门都有分泌功能。它们分泌的黏液只有一个作用，就是润滑。

任何刺激，包括拉肚子、长息肉、患癌症，都会促使大肠和肛门的黏液分泌，而且黏液的分泌和肠蠕动是配套合作的：肠子蠕动得越快，黏液分泌得越多；蠕动得越慢，则分泌得越少。所以，便秘时便便会更干燥，润滑液也会变少。拉稀时，我们能看到更多的鼻涕一样的黏液。

有些读者排便时发现黏液会比较紧张，其实大可不必。黏液多只能说明肠子受刺激过度，说明不了更多问题。有时候我们排便很通畅，过程中也没有任何不适感，也会在便便上看到一些黏液，那是大肠快速运动的结果，属于正常现象。

但是，一旦看到带血、带脓的黏液，大家就不能放松警惕了，要搞清楚是什么东西刺激了肠子。是致病细菌还是有包块？

吸收 = 高效的利润创收部门

便便工厂和现代企业一样，有着高效的营销网络，挣利润能力一流，说的就是它的吸收功能。其中最高效的，就是针对水和钠盐的吸收。能力到底有多强呢？一个正常人体内每 24 小时大概会从小肠往大肠输送 1000 毫升食糜，在大肠里（长约 80 厘米）走一圈，只排出来 150 克的便便。你可以想象一下，1000 毫升水壶里装满麦片粥，放在手心里使劲挤干水分，最后只能得到鸡蛋那么大一坨麦片糊的样子。

我们拉肚子的时候，肠子会认为肠道中有大量的异物，因此会加快蠕动。水来不及被吸收，我们就会拉稀。同时，也来不及吸收钠、钾。严重的腹泻甚至会引起体内的水和电解质紊乱，我们会感觉头晕、乏力等，甚至会出现更严重的症状。因此，治疗腹泻的第一步一定是补水、补盐，而不是直接给上抗生素。腹泻患者可以吃些咸的食物，或者直接到药店购买口服补液盐，然后大量喝水来缓解症状。一般来说，轻微的腹泻完全可以用这个方法调节好。

一味吸收太多也不是好事。比如肠梗阻时，随着排到肠腔的食糜增多，肠子的血液循环受到压迫，甚至可能引起肠子局部坏死，同时再加上肠子大量吸收水、钠等，最后会引起水中毒、酸中毒等症状。所以肠梗阻是个急症，要尽快就医。

排便 = 便便快递

和现代生产型企业一样，便便的快递业务运转也是极其复杂的，也是我们最关注的问题。我在后文会单独讲解。

◇◇◇

现在，大家大概清楚了便便工厂的运转模式。

便便工厂是个来料加工工厂，而且运营模式非常现代化，自己控制着原料渠道、生产技术、厂房设备，而且垄断销售渠道和物流。那外包的细菌车间是怎么运作的呢？

菌群生产车间

消化道菌群现在是个非常火热的概念，由此引申出的益生菌很受人们关注，这几年的益生菌产品也是层出不穷。

这些细菌从我们口腔开始，广泛存在于整个消化道当中，其他还包括我们的尿道，甚至存在于女性的阴道中。这些细菌的种类非常多，单在结肠内，大肠杆菌占70%，厌气杆菌占20%。另外，还有链球菌、变形杆菌、葡萄球菌、乳酸杆菌、芽孢和酵母等，以及少量原生物和螺旋体。

这些细菌成分太过复杂，每种细菌作用都不一样，我们没必要专门去了解它们的分类和作用，只需要知道：它们是细菌，也是微生物。细菌的生命法则就一条：吃喝拉撒生娃娃。

在"吃喝"这一方面，有些细菌吃我们吃进去的食物，帮我们消化，这一类细菌我们要重点培养、好好保护。而有些细菌吃我们的肉肉，会让我们生病，轻则拉稀，重则入土，这一类细菌我们要消灭它们。

在"拉撒"这一方面，有些细菌拉出来的是维生素、神经递质、炎性抗体，甚至是人体需要的一些激素。这类细菌是对我们有益的，它们不是生存的必需品就是对抗身体炎症的必需品；有些还是我们养护大脑及神经的必需品，比如现在十分火爆的肠-脑轴概念所提出的有益菌；有的细菌甚至能帮我们治疗癌症，等等。针对这一类细菌我们得重点保护。其他细菌就没那么友好了，它们拉出来的纯粹是毒素。有的会让我们肠道感染；有的是炎性介质，会引起我们全身的过敏发炎；有的是激素，比如会收缩血管，造成高血压和心脑血管疾病；有的导致平滑肌痉挛，造成如胆囊收缩、胆固醇分泌增多等问题，最终使人患上胆结石；有的直接就会导致癌症。针对这类细菌，我们要控制它们的繁殖。

而关于"谈恋爱生娃娃"这一方面，细菌和细菌之间本身还有一套相爱相杀的机制。有一类细菌，本身就是其他细菌的粮食，比如乳酸菌，这种细菌我们要优先培养；有一类细菌，它本身对身体有益，还能抢地盘，同时能改变肠道微环境，限制有害菌的生长，这也是我们应着重培养的对象；有一类细菌，如果将其控制在一定数量范围内的话对我们有益，超出控制范围它就会犯罪，这种我们就需要去控制；还有一类细菌，它直接对身体有害，我们就要培养它的天敌来消灭它。

◇◇◇

总之，肠道菌群是一个动态平衡的存在，这个平衡有好有坏。影响这个平衡的主要是细菌的生存环境，其中既包括它们生存的酸碱度、含氧量这些常规的环境要素。此外，还包括我们吃进去的食物种类、数量，以及我们的情绪波动、年龄等影响的内分泌环境。

在这些影响我们肠道内微生物生存环境的各种因素中，最重要也是最容易被我们自己掌控的，就是饮食习惯、作息习惯和心理调节。

我们来假设一下，一个人吃得极度营养，作息时间也极其科学和规律，整天都非常开心、完全没烦恼。那他可能真的会给体内微生物创造一个非常合理、健康的生存环境。但实际情况呢？

现代人，特别是现代的都市白领们，普遍存在极大的健康隐患。首先就是营养来源单一，忙的时候随便吃一下，饿了便暴饮暴食，整天吃重油、重盐的外卖，饮食种类十分单一，这种情况下基本不能拿什么来喂养我们肠道中那么多种类的细菌。各位睡得好吗？现代人总是睡不够，要不就是睡眠不规律：程序员熬夜，设计师黑白颠倒，医生和护士值守夜班。这些问题都会让我们的内分泌系统紊乱甚至接近崩溃，肝脏和胰腺根本无法得到充分的调整和休息，何来稳定一说。崩溃到一定程度，心理疾病又来了——失眠、厌食、压力大、抑郁，这些不但影响内分泌，还加重我们饮食和作息的不健康，一环扣一环，最终就是恶性循环。我们怎么可能有一副好肠？我整天教育患者要好好吃、好好睡，实际上我自己都无法保证健康的饮食及规律的睡眠。

所以，各种针对现代职场人士的补剂应运而生。其中我比较熟悉的，也想给大家讲明白的，就是益生菌产品。

益生菌产品在我国目前正扎堆上市。其中有大企业品牌、网红产品、药用产品和保健食品。各种产品的宣传语令人眼花缭乱。据我观察，消费者容易踩雷的还真不少。所以下面我给大家来点硬货。

为什么会踩雷呢？因为目前益生菌产品多是打着政府文件规定的擦边球在生产和推广，无疑会为我们选购产品增加难度。

我国现行的《益生菌类保健食品申报与审评规定（试行）》（国食药监注〔2005〕202号）中规定，允许死菌及菌种代谢产物作为益生菌类保健食品的类别；针对保健食品配料中菌种名称标签、标识的要求仅到菌种，不要求菌株号。按这种要求，很多超市卖的酸奶和酸奶饮料都可达到标准，都可以叫作益生菌类保健食品。但死菌真的有用吗？有多大用处呢？2019年出台的《益生菌类保健食品申报与审评规定（征求意见稿）》才要求了菌株号等信息，不允许将死菌及其代谢产物作为益生菌命名，但目前还只是征求意见稿。

专栏 1　怎么选到放心的益生菌产品

第一步，我们先来看官方文件对于益生菌及其产品的定义规范。

联合国粮食及农业组织与世界卫生组织联合工作组发表的《食品益生菌评价指南》（2002 年）给益生菌做了定义：摄入适当数量后对宿主健康有益的活的微生物。注意其中的要点：（1）适当剂量，菌株少了没用；（2）对宿主健康有利，也就是菌株除了要有效用外还得无毒，并且能在人体消化系统中存活；（3）活的，得是活的。其次，《食品益生菌评价指南》建议各国在符合本指南提出的科学证据的前提下，允许使用特定的、具体的健康声称，以免误导消费者。也就是说，指南正努力对推广语做到规范要求。

中国《卫生部关于印发真菌类和益生菌类保健食品评审规定的通知》（卫法监发〔2001〕84 号）对益生菌类保健食品的定义：能够促进肠内菌群生态平衡，对人体起有益作用的微生态制剂。它很严格地规定了益生菌菌种必须属于人体的正常菌群，可利用其活菌、死菌及其代谢产物。不过，2019 年国家市场监督管理总局起草的《益生菌类保健食品申报与审评规定（征求意见稿）》又对益生菌的定义做了修订：活的微生物，当摄取足够数量时，对宿主健康有益。

益生菌类保健食品指以益生菌为主要功效成分，添加必要的辅料制成，当摄入足够数量时对人体健康起有益作用的微生物产品。这基本和上述的《食品益生菌评价指南》定义差不多，但还要严格一些：虽不必要来自人体，只要有益就行，可必须是活的，死菌不算。在宣传上，益生菌类保健食品可以使用"调节肠菌群、增强免疫力、通便等"来描述功能，不允许声称可以预防或治疗某种疾病的功能。除保健食品外，部分特殊膳食的食品标准中允许添加"活性菌种（好氧和兼性厌氧益生菌）"等声称。这已经完全符合《食品益生菌评价指南》的要求了。

大家选择益生菌产品的时候可以注意一下，如果产品上标明菌种数量、活菌（最起码有冷链运输和保存，或者有温度要求）、菌种属名和菌株号，并且介绍中除了调节肠菌群、增强免疫力、通便外没有其他能治病和预防疾病的词汇（特殊食品也最多只有活性菌种这些词汇），那么基本不会踩雷了。有些益生菌产品是药品，必须写明主治功效，和保健食品不一样。市面上在售的酸奶大部分就是死菌，以目前的法规看是可以宣传成益生菌产品的。

有的读者可能迷信发达国家的产品。如果按照各国的标准来解读，恐怕他们可能会失望了。因为与我国相比，其他国家的规定并不算严格。

欧盟于2002年颁布了《一般食品法》[Regulation (EC) No 178/2002, General Food Law]。这部法规主要是强调安全性，允许直接在食品中使用拥有长期安全使用历史的菌种，也可以使用经过安全资格认证的菌种。并且强调要对人体有益、达到有效含量、能被人体有效吸收。

美国没有专门针对益生菌产品的法律法规，而是由美国食品药品监督管理局按照"公认为安全"的标准进行约束，在宣传上仅允许益生菌产品使用普通声称（比如蛋白质、糖、脂肪、维生素等）和结构/功能声称。

《美国食品化学品法典》（第7版）附录XV中引用了联合国粮食及农业组织与世界卫生组织联合工作组发表的《食品益生菌评价指南》的一些要求。

日本也没有专门针对益生菌产品的法律条文，只是在《功能声称食品备案指南》（2015修订）中提到了三种对健康功效食品的管理方式：食品营养功能声称（FNFC）、特定保健用食品声称（FOSHU）、食品功能声称（FFC）。

在宣传上，FOSHU目前只允许双歧杆菌和乳酸杆菌产品使用调节肠道状况的声称。也许是科学发展证实了更多益生菌菌株的作用，目前 FFC 允许企业自己使用临床试验文献和综述作为支撑来宣传。所以我们会看到日本某些在售的益生菌产品包装上五花八门的词汇宣传。也就是说，日本只对产品广告语做了官方要求，没有对产品本身做出什么要求。产品的规范基本来自行业协会标准，或者厂家自己的标准。

第二步，再通过品牌选择产品。

目前很多国际顶尖厂商已经开始进军益生菌产品市场了，虽然有名牌加持，但消费者的选择难度还是存在的。如果单纯看益生菌成品的话，大多数厂家只是负责组装和生产。在原材料方面，也就是优秀菌株的研发方面，市场划分已经非常清晰了。

我把选择益生菌产品的要点归纳如下：

首先，要看效果怎么样。这一条我们就依据各国法规对益生菌的定义中的要点来看了：得是活菌，更重要的是菌种和生产工艺，至少得保证菌株能在胃酸和胆汁环境中活下来；一定数量的菌群，这也印证了一句话——抛开剂量谈效果都是耍流氓；对人体有益，这个要看菌株种类了；必要的添加剂，其实就是所谓的益生元。

一般消费者筛选产品的简单方法就是看配料表。从配料表中我们要获取如下信息：

1. 菌株数量

益生菌是活的微生物，当摄入足够数量时，才能对宿主的健康产生益处，所以我们要学会从配料表中获取益生菌的数量信息。

2. 益生元

益生元可以在体内促进肠道有益菌的生长和繁殖（大家可以把它理解成在消化系统种植的益生菌肥料），形成微生态竞争优势，优化肠道微生态平衡，进而提高免疫力，以保持机体健康。所以要关注产品是否添加益生元。

3. 菌株种类和菌种配伍均衡、全面

首先，每种菌本来就有不同的作用；其次，现阶段很多优秀的菌株都是拥有专利的，它们被掌握在少数几个顶尖厂商的手里，所以掌握菌种就是掌握了益生菌的核心科技。能在配料表标明菌株名称 + 编号的厂商，基本都有自己的研发实力或者菌株来源。根据全球益生菌原材料厂商的相关报告，从目前的出货量排名和市场占有情况看，美国的杜邦公司占据全球的半壁江山，杜邦加上丹麦的科汉森公司能占全球的

85%。顶尖的材料还是集中在顶尖公司。

目前能看出，虽然益生菌产品不断井喷式上市，但良性竞争已经启动了。作为医务工作人员，我感觉专利很重要，因为每种益生菌所发挥的效果是不一样的，同时益生菌的种类非常多，所以品牌有自己的专利会侧面证明品牌对科研及创新的重视。目前在菌株研发实力靠前的全球企业中，我国企业也在大步迈进。

最后需要说明的是，菌种多虽然不一定代表效果好，但科学配伍的菌种配方一定会产生更好的效果。

4. 生产工艺、包埋技术

通过前文的介绍，我们都知道胃酸、唾液、胆汁等，还有消化道本来存在的一些致病菌，也会与益生菌"相爱相杀"。所以没有好的生产工艺、包埋技术，益生菌很难保持活性，并且很难通过上消化道到达肠道定植。独特的生产工艺都会在产品宣传上有所标识。

5. 口感、包装和服用的便利性

益生菌产品所需的服用时间较长，较好的口感更能为消费者接受，有的品牌就不免会额外添加白砂糖等，因此糖尿病患者可要小心，怕长胖的爱美人士也要注意。无论是小包装粉剂还是胶囊剂，大家都应根据自己的需求来选择，这也是我们在配料表中需要关注的一点。

总结来说，一款优秀的益生菌产品要有：充足的菌株数量，优秀的菌株种类，能对抗胃酸、胆汁等严苛极端环境并能使益生菌有效生存繁殖的配伍或者包埋技术，有效而便利的包装。

有关菌群生产车间的故事就到此结束了。你会不会好奇细菌们到底在肠子里生产了些啥啊？便便为什么那么臭啊？其实便便根本就没那么脏啦，不信请你接着看便便工厂质检车间的故事。

大便质检车间

便便质检车间其实很有意思，不要把它想得那么恶心。放轻松，我们一起来继续探索。

便便中含有的物质很多，包括食物中未被消化的纤维素、结缔组织，还包括上消化道的分泌物，如黏液、胆色素、黏蛋白、消化液、消化道黏膜脱落的残片、上皮细胞，以及肠内细菌。如果我们把便便中的水分和固体完全分开，固体中的一大半其实都是细菌，好在这些细菌大部分都是已经死亡的，所以粑粑其实也没那么可怕。

摄入蛋白质较多的人，便便呈黄色，一般臭而干结，其中含革兰氏阳性菌较多；摄入碳水化合物较多的人，便便深绿，特别臭，且较软而稀，偏酸性，其中含革兰氏阴性菌较多。所以便便的颜色、气味刺不刺激，都和食物种类有关。便便颜色变了，不用那么紧张，不妨想想今天吃了啥。在这里提醒一下大家，吃了红菜头和红心火龙果之后，便便的颜色会变得和血一样红，我看诊时偶尔也会分不清楚，闹出笑话。大家要是吃了红菜头和红心火龙果后发现拉出了红便便，请不要太害怕。

干结便便呈碱性，并且越干碱性越大；稀粑粑呈酸性，所以拉稀时屁屁会受到很大刺激，味道也很销魂。

吃蔬菜和水果多的人容易排便并不是因为它们改变了便便质量，而是蔬菜和水果被消化后的食物残渣多，食物残渣会刺激肠蠕动，从而加速排泄。

肠道气体（屁）是从食道和肛门两个出口排出来的，有的还能被血管吸收掉。所以，打嗝时出来的一些气体其实就是屁。一些人可能会疑惑，为啥打嗝没有屎味，而屁有屎味？因为打嗝的气体中没有细菌作用产生的吲哚、粪臭素、硫化氢等。注意啊：谁说屁是纯气体的？如果没有水分，屁是不会出现令人尴尬到头皮发麻的声音的，这种声音是气体和液体在狭小空间内的摩擦作用下产生的。

肠道气体（屁）中氮含量占60%，二氧化碳占10%，甲烷占25%，硫化氢5%，而且比例随食物和菌群的种类波动，有的屁中氢含量能超过20%。肠镜检查前需要喝药将气体排干净，因为肠镜配有电刀，火花可能把肠子中的气体点燃——嘭！

大肠里大概有100毫升气体，这些气体也会随气压出现变化。所以，从事高空作业的工作者腹内产生的屁会比较多。所在海拔超过 4200 米时，大肠中气体的膨胀会超过气体的排出，从而导致腹胀。所在海拔超过 9000 米时，气体量会增加 4 倍。这也是喷气式飞机或是给机舱加压，或是给飞行员吸氧的原因之一。

介绍完以上知识点，我其实也希望大家便后最好回头看一看自己的便便，以免遗漏了什么重要信息。这是个好习惯。

是不是感觉奇怪的知识点又增加了？别急，还有更奇怪的。

便便快递

便便快递，其实就是排便。

排便是一种由人体各部件参与的错综复杂的协调动作。

再具体来说，排便的过程是粪便进入直肠，使直肠扩张，刺激直肠下部肠壁内和肛门直肠连接处的感受器，让人感觉会阴深处或骶尾部沉重，引起排便冲动。

那么，奇怪的知识点就接踵而至了。

1. 排便的感觉其实可以训练

大脑的高级神经中枢对排便活动虽无完全控制的功能，但可改变或延缓效应器的感应。这种控制功能大部分依赖个人习惯和训练，也对我们人类文明做出了极大贡献。我们可以通过每天固定时间排便，给大脑制造一个节律习惯。

2. 粪便平时贮存于乙状结肠内，直肠内无粪便

也就是说，我们不想解大便的时候，直肠里是空的。所以肛门直肠一般而言还是很干净的。

3. 排便时身体有一整套的辅助动作

这套动作的目的是增加腹内压，挤压乙状结肠，让大便进入直肠。这套动作包括：深呼吸后紧闭声门，增加胸腔内压力，使膈肌向下用力；腹肌收缩，但还不够，还要双臂夹紧，身体蜷缩，给腹部继续施加压力。所以坐马桶上排便的时候，我们会踮着脚、弓着身子、夹紧双臂、憋一口气、脸涨得通红。

4. 肛门皮肤可以活动

肛门皮肤其实有很多皱褶，张开或收紧会使皮肤皱褶深浅交替变化。它们的活动是为了清洁。

5. 排便清肠还分左右

每一次排便时，我们一般可以把肚脐以左的肠子里的便便排空。

6. 食物残渣会被肠子认为是异物，加速排空

这也是常吃蔬菜和水果的人不会便秘的原因，因为蔬菜和水果经消化后留下的残渣一般较多。如果大便干结、不好排，基本就是蔬果吃少了，多吃点就能帮助调整排便。

 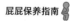

7. "直肠子"不是病,是因为胃-结肠反射

这种反射指胃里装了东西后肠子的蠕动也会加快。有人经常说自己是"直肠子",吃了饭就想排便。还有人一般在清晨会拉两次:早餐前拉一次,但感觉拉得很不尽兴,早餐后再拉一次,才能感觉拉干净了。这些反应都是正常的。

8. 每个人排便的间隔时间都不一样

一般人每天一次,也真的有人会一周一次。只要排便不会感觉困难,没有烦躁、抑郁、恶心、腹胀、下坠的症状,反而排完很舒服、快乐,都不能叫便秘。

9. 我们还是能憋住便意的

外括约肌确实能受我们控制,制止排便动作,然后大便可能会反流回乙状结肠。但长期习惯性制止排便会让排便的感觉变得迟钝或者失灵,长此以往就会造成便秘。所以不要频繁憋大便。

10. 外力会引起想排便的感觉

举例来说,孕妇在怀孕后期的排便次数会增加,但是排不出什么东西,其实这是宝宝的头压迫直肠所引起的感觉。

11. 直肠是个"线膛炮"

直肠有直肠瓣,相当于膛线的作用,可以让直肠和肛门受力均匀,还能让大便排出来的时候旋转起来。

12. 结肠有自己的节律，也可以训练

假如直肠癌患者接受了造瘘手术，虽然造瘘口没有肌肉来控制排便，但术后训练得当的话，患者也可以有规律地排便。直肠癌造瘘并没有大家想象得那么可怕、那么脏，一般来说，没到排便时间，造瘘袋里还是干净的。

13. 失禁这个尴尬的问题……

会不会肛门失禁，其实是肠子的推力和肛门括约肌的力量相比，看谁的力量大。

◇◇◇

到此为止，我们已经对正常的肛门直肠构造有一定的认识了。那不正常和生病的屁屁是什么样子呢？为什么屁屁会生病呢？

对此我一直有一种想法：人类进化的速度确实太快了，特别是直立行走这一过程，神仙一定是打了个瞌睡，醒来一看才发现：糟了，人站起来了，但配套的进化没跟上呀！

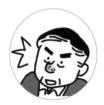

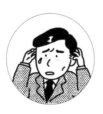
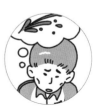
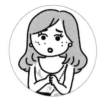
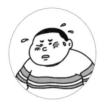
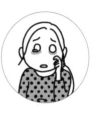
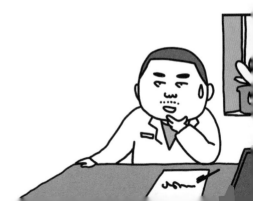

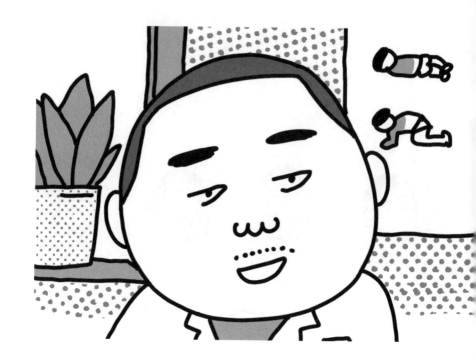

Chapter 3

第三章　人类文明的悲剧——痔疮

皇帝也会得痔疮

人类大多数的主体进化过程实际上都是有配套进化跟进的。唯独直立行走这一过程，实在是让人匪夷所思。我们来理一理人体中有哪些配套进化没有跟上人类直立行走的脚步：直立行走导致人类骨盆缩小以承受直立的体重；同时孕期缩短，否则胎儿的头出不来，于是婴儿出生时没有骡驹、马驹那种生存能力，属于严重早产；以前四肢行走时是由厚实的腹肌承受内脏压力，而因直立行走变成了由薄薄的盆底肌群来承受，就有了疝气这种疾病；直立行走导致椎骨承受了不该承受的压力，于是就造成椎间盘突出等。

当然，直立行走也使肛门诞生了一个人类独有的隐患：痔疮。

痔疮，简单点说，就是肛门和直肠末端的静脉血管坏掉了。这些静脉血管包括且主要是微小静脉簇。血留在静脉中回不去或者回得太慢，就会造成静脉阻塞，静脉就会变粗、变大。大到一定程度之后就会破裂，或者形成凝固的血栓，静脉也会被堵住，然后同样破裂出血。破了的伤口会感染并发炎，即便止住血、炎症消退，伤处还会长一堆由纤维组织、结缔组织形成的烂肉。反反复复之下，血管越来越粗大，出血或血栓越来越多，破损得越来越频繁，千疮百孔，发炎也越来越严重，疼痛就越来越剧烈，这坨烂肉就越来越

图 4　痔疮形态

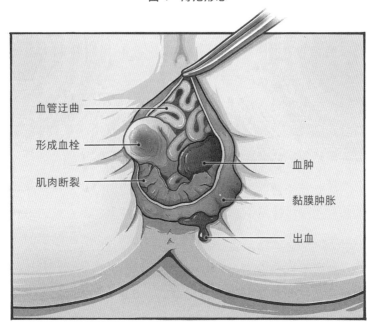

血管迂曲

形成血栓

肌肉断裂

血肿

黏膜肿胀

出血

大，最终还会掉出肛门，甚至卡在肛门外面回不去了。更严重的情况是卡住主要供血的动脉，痔疮便开始溃烂并极度疼痛；更有甚者，直接出血出到休克。一般到这个程度，是个人都忍受不了。

　　总结来说，痔疮就是肛门处血管反复堵住所形成的一坨烂肉。

　　所以，任何会让肛门直肠的静脉回流受阻的行为，都有可能造成痔疮。真要追溯痔疮的源头，那只有怪地心引力了，或者说就是直立行走造成的，两者的结合导致我们屁屁的静脉回流必须是从下往上的。不信你看狗狗的屁屁，它们的静脉回流是水平方向的，阻力就小得多。所以猫猫狗狗都不得痔疮。

痔疮发病之广泛，已经到了"十男九痔"这种民间说法的程度。其实我想说的是，根据我的临床经验，现实中基本能达到十男十痔了，女同志的发病率也和男同志一样，没什么区别，几乎每个人都有痔疮，个例上只是严重程度的区别。皇上也会得痔疮，神仙也救不了他。这不是我胡侃，皇上得痔疮在史书中是有大量记载的。在医院肛肠科门诊中，痔疮患者的就诊数量能达到整个肛肠科就诊患者的 80% 以上，所以肛肠科还有个别称，叫痔科。

这么多人得痔疮，那严重程度怎么样呢？大家也别紧张。现代人一辈子因为痔疮看过医生的，大概只有一半左右；治疗过的，大概有 10%；做过手术的，大概有 3%。还有一半的人，可能一辈子都不知道自己有痔疮。

痔疮这病也不太挑职业。各行各业的人的发病率差不多。不过两类职业人群发病率偏高。

一种是会久坐的职业。坐办公室的白领们的发病率确实比从事体力劳动的人群高很多。长期开车的人群就更不用说，真能把痔疮发展成职业病的，非出租车司机莫属。如果大家注意观察就会发现，开车的时候，能比肛门位置还低的地方莫过于脚了。好在我们的下肢静脉有静脉瓣，脚上血液倒流不算多。但屁屁的血管没有静脉瓣，开车时屁屁的静脉回流极其缓慢，再加上很多常开车的人一坐就是十几个小时。特别是出租车司机，艰难的生存压力让他们连吃饭都得坐在驾驶座上解决。大家可以想一想，每天十几个小时让屁屁处在全身最低的位置，全身的血流都堵在肛门附近，不得痔疮似乎也不太可能。所以我一直建议，希望出租车司机坐姿不要太靠前，工作间隙不时下车站一站，缓解一下全身的血液循环，包括屁屁。对于没有从事出租车司机职业的现代人来说，长时间开车也是免不了的，开车持续一小时后不妨下来走一走、活动活动，也是有好处的。

另一种高发职业是高管和领导。领导基本是除司机外久坐时间最长的人群了。一天到晚开不完的会议，压力大且任务重，好不容易挨到下班了还要去应酬，属于自己的闲暇时间非常少，更别说锻炼身体了。饮食上也身不由己，辛辣、生冷、抽烟、喝酒都在所难免，肠胃的压力一大，屁屁的压力指定就大。职业路径好不容易上升到一定地位了，可惜年纪大了，"菊花"也残了。

专栏 2　传统医学中的"痔"指什么

　　"痔"这个字，古已有之，在现代单纯指痔疮。但在古代医书中，"痔"指人体九窍里所有突出病变，所以有"鼻痔""耳痔""眼痔"等各种说法。《医学纲目》中说："如大泽中有小山突出为峙。人于九窍中凡有小肉突出，皆曰痔，不特于肛门边生⋯⋯"另外，明清时期，"痔"也开始泛指一切肛门发生的疾病，甚至有二十四痔的说法，连直肠癌也叫痔。所以大家在看古代医书的时候，如果遇到"痔"这个字，应知道它所指代的含义非常广泛。

肛肠科医生靠排便时玩手机的人养活

曾经有个 19 岁的年轻患者因便血来就诊。经过检查，我给出了诊断：混合痔。结果这个小伙子看完诊断突然情绪崩溃着喊道："我的年纪这么小，怎么可能得痔疮？我的痔疮哪来的？"我皱皱眉，说实话，引发痔疮的原因太多了，真要让我说怎么来的，我只能猜猜看咯。我仔细打量起眼前这个男孩：身材看起来很瘦弱，营养状况尚可但偏差；头发长而凌乱，脸上戴着厚厚的眼镜，眼袋虽不突出，但颜色发暗；整体面色苍白，痘痕很重，胡须不整齐；脖子前倾，喉上有零散碎乱的胡茬；双肩内旋，胸椎后凸明显；白色 T 恤上残留着星星点点的污渍。我猜测，这是个经常躲在网吧里吃着泡面、喝着可乐、信奉宅文化的大学生。所以我果断地说："谁让你总是蹲厕所时打游戏的？"他一惊："你怎么知道！"我开玩笑说："我在你家厕所装了个摄像头。"他还是不解："是因为蹲便才得痔疮？"我解答："倒不是一定会得，不过我们肛肠科医生还真是靠你们排便时玩手机的人养活的。"

真的，不用质疑医生察言观色的能力，大多数情况下，患者一走进诊室，我们就已经在观察患者的病情了；当患者坐下，开口说一句话，我们对患者某些情况的了解已经八九不离十了，甚至病历都可以写上一半了。不然，可练不出一上午看 100 个门诊病患的功力。

我可以给大家来分析一下为什么排便时玩手机更容易得痔疮，主要受以下几个因素影响。

1. 姿势

准确讲是解大便的姿势，特别是使用蹲便方式时，大家看看自己是不是除了脚踝以下，肛门已经处在全身的最低处了。坐便其实也好不到哪去，因为要想用力排便，我们的大腿和腹部一定也是成锐角的，大腿肌肉里丰富的血液就会全部涌向肛门。如果这时候再次请出地心引力——这位痔疮的好朋友，我们就会发现，排便姿势会导致全身大部分血液向最低处的肛门施加压力。换个方式理解，我们把蹲便的姿势想象成一个漏斗，肛门就在漏斗颈，往漏斗里倒水，水的压力就往漏斗颈集中。我们的腿——漏斗头之所以稍好一些，是因为下肢的静脉有静脉瓣，能阻止静脉血液倒流。不过腿也会出现静脉曲张，很多人的小腿上都会出现那些弯弯曲曲的像蚯蚓一样的血管。

2. 用力方式

上一章中我们讲到过，排便的用力方式实际上是通过腹腔压力升高来压迫肠道中的便便下行，最终排出体外。为了配合腹腔压力升高，我们会憋气，以给胸腔加压并迫使膈肌往腹腔加压；同时会夹紧双臂并抵住肋骨，以继续加大腹腔压力；然后再蜷缩身体，收紧腹肌，进一步增加腹腔压力。这样就导致全身往腹腔施压，腹腔往肛门施压，肛门局部的血液回流就会受影响。

3. 时间长

这是排便时玩手机会得痔疮的最重要的影响因素。玩手机时看个视频或者打个游戏，一不留神半小时就过去了。这段漫长的时间中，因为我们的排便姿势，肛门血管一直在承受巨大的压力，血液回流不畅；再加上玩手机时我们很少调整姿势，排便的用力方式中，除了憋气不会持续太久，双臂的加压、腹肌的加压、大腿及臀部肌肉的加压都是持续的，因此这些压力都会集中在直肠末端和肛门上。打个不恰当的比方，血滴在地上半小时后都干结了，那血停留在血管里半小时不动又会有什么后果呢？血本身是有凝固因子的，不流动就会凝固。

4. 注意力不集中

我们排便时，肠子和肛门的肌肉也有一连串的运动：肠道往下挤压大便，促使大便进入直肠并准备排便；耻骨直肠肌松弛，改变直肠角度，让大便顺利滑下；肛提肌向四周收缩，让肛门扩张；内、外括约肌打开，大便顺利排出，最后还有个肌肉收缩的动作，把大便夹断。然后所有肌肉恢复原状，缓一缓再重复。但我们如果不集中注意力排便，而是专心玩手机，很多肌肉的动作会变得迟缓，甚至没有复原动作，肠道肌肉会一直保持往下，肛门括约肌会一直保持张开的状态等，这些都会影响肛门局部的静脉回流。一时半会儿的影响确实不大，但每天都这样持续半小时（甚至我听过有人每天排便时会持续打游戏 2 小时），肛门怎能不生病呢？抽烟一样会影响注意力，烟草中的成分还会增加肾上腺素分泌，导致肛门周围的毛细血管收缩，血流减少，肛门周围的小肌肉便会运动无力，甚至排便的感觉都会变得迟钝。很多人都有这个感觉：抽烟时不容易拉干净，原因就在于此。

有人肯定会问：智能手机出现也不过就这十几年，以前没有智能手机的时候是不是得痔疮的人比现在要少呢？别说，还真人会把厕所装修成图书馆，每天蹲大便的主要任务成了看武侠小说，照样可以一蹲半小时起步。

同时，我也想提醒有些读者朋友，在办公室累了，想去厕所抽根烟缓口气的，最好去室外站着抽，讲文明的同时也对屁屁好。

说了这么多，就是希望大家注意，排便一定要遵循自然规律，要认真，要专心，要快，不然容易得痔疮哦。另外，在厕所里待上半小时，不觉得臭吗？

那么爱吃辣，怎么不问问屁屁同不同意吃

相信很多人看完第一章的诊间小漫画也都知道了，吃辣时嘴很过瘾，屁屁也会很过瘾。

辣对身体来说，其实是一种来自口腔和鼻腔的痛觉。痛觉，当然就是一种刺激咯。它也不完全是坏事。

辣味，主要来自辣椒酊和辣椒碱。身体为了抵抗这种疼痛会分泌内啡肽，而内啡肽会让人产生欣快感，一个字：爽。辣还会刺激味觉，也能促进胃蠕动，以增强食欲。在临床上，我们还会用辣味食物来刺激血液循环，治一些小病。比如我就见过老医生用辣椒水和蒜蓉给人治冻疮。不过大家千万不要自己尝试，操作不当可能会非常痛苦。

但辣对屁屁来说，着实有点不友好了。

首先，辣会影响直肠末端和肛门的血流速度。血流因刺激增多了，回流就会拥挤。特别是有痔疮的人，肛门直肠周围的静脉曲张会加重。这个情况想必很多人都深有体会，平时排便时痔疮有点感觉，但是不出血。吃辣吃多了则会喷血。

其次，辣作为一种刺激，吃太多了也会造成肠道炎症，甚至会导致拉稀。直肠末端和肛门如果出现炎症，局部就会水肿，这会进一步压迫血流，加重痔疮。拉稀会让我们的肛

门坠胀，感觉排不干净，排便时间延长，甚至会出现不自觉地用尽全力往下，同时还无力收缩的情况，感觉肛门和肠子会掉出来一样。这些都会造成痔疮立即加重。很多血栓痔、不能收回来的嵌顿痔，都是大量吃辣后拉稀造成的。

很多朋友好奇心很重，想要试试我们四川的特辣火锅。其实吃辣这个事，一个是适应，我们四川人长期吃辣，身体对一般的辣度已经能基本接受；另一个是我们其实没有大家想象中那么喜欢吃辣，我们只是喜欢内啡肽升高的爽感，谁也不喜欢捂着屁屁在家里蹦来蹦去的痛苦劲儿。

所以大家吃辣之前，一定要先跟屁屁聊一聊：你看看这盆辣椒，你能接受不？屁屁一般会叹出一口气，并严肃地否定：bububu（不不不）！它也只会说"不"，要是说"好"，那得多吓人啊。

喝酒越猛，做痔疮手术越早

爱酒之人如果没得痔疮，那绝对会骄傲地将此作为一个谈资，号称自己是"天选喝酒人"。这就可见喝酒对屁屁的伤害了。

在我看来，酒对于屁屁来说，是一个比辣椒碱、辣椒酊更厉害的存在，这主要基于几个原因。

1. 酒对屁屁的刺激和辣有异曲同工之妙

酒的代谢问题比较复杂。酒精主要是在胃和小肠中被吸收，然后通过乙醇脱氢酶分解成乙醛，再通过乙醛脱氢酶分解成乙酸，乙酸再分解成二氧化碳、脂肪酸、胆固醇这些物质。这是理想状态下的消化过程。一般状态是什么样呢？乙醇和乙酸大量进入血液，没有被分解，开始刺激血液循环加快，造成肛门和直肠血液增多，血流负担增大，从而加重痔疮。

2. 酒精没有被吸收的话后患无穷

如果酒精没被彻底吸收，就会直接刺激肠道和屁屁，造成直肠和肛门水肿、发炎，加重痔疮。同时也会造成拉稀、便次增多、肛门坠胀、黏液便，从而加重痔疮。

3. 长期饮酒的话肝脏会受不了

长期喝酒会导致肝脏损伤，造成门静脉压力加大，肛门直肠的静脉回流受阻，加重痔疮。

4. 喝多的痛苦

酒这个东西，一喝下去人就高兴，一高兴还特别容易喝多。酒后出现的醉酒、头疼、拉稀这些反应，和饮酒量、饮酒速度有着直接关系。分解酶就那么多，酒喝得越猛，没被分解的乙醇、乙醛就多。

5. 酒的成分

酒本身的杂醇、杂醛、各种添加剂、发酵副产物比较多，有些就会直接刺激直肠及肛门发炎，出现水肿，造成痔疮或使痔疮加重。

6. 酒瘾要不得

爱锻炼的人都知道，一次饮酒废一周，所以热衷养生和锻炼的人对酒都比较排斥。爱酒之人普遍对痛苦的耐受程度较高，不是特别在意身体的小毛病。痔疮小的时候不在意，等它变大了，只有手术刀救得了你。

其他科室请肛肠科医生会诊的病种之一就有酒精性肝硬化。肝硬化后，门静脉压力会非常大，痔疮周围的血管会出现严重淤血和曲张。这个时候让我们会诊，我们会很无奈。肝功能异常，不但手术风险极高，连大多数药都不敢随便给患者用。问我怎么办？我能怎么办，把痔疮塞进去呗。塞进去了又掉出来，那就再塞回去。哎……早知如此何必当初呢？

长期拉肚子或者便秘，惨的是肛门

我读大学本科的时候，一共遇到过两位长得像仙女一样漂亮的女老师。一个是解剖课的老师，另一个是针灸课的老师。漂亮到什么程度呢？没人逃课。当然，我也没有无耻到光看美女老师而完全不听课。这两位老师分别讲过一件事，给我留下了极其深刻的印象。我记得解剖课老师讲过：人的消化道很特别，异物只会卡在两端。比如鱼刺，一般只会卡在咽喉和食管，或者卡在肛门和直肠末端，这说明人的整个消化道最脆弱的地方就在这儿。针灸课老师说过一个事：3寸长的银针如果停留在腹部，为什么不会造成肠瘘呢？因为肠子就像有意识一样，会本能地躲开针，但到了直肠末端再往下，就不会了。

整个消化道，最脆弱、承受压力最大的地方就是直肠末端和肛门，消化道的疾病基本上都会引起肛门和直肠的痛苦。

拉稀也是如此。前面我已经提过，拉稀本质上是大肠的炎性反应，不管是细菌感染还是肠道自身的炎症，都会表现为大肠发炎。而只要发炎就会出现水肿，肛门和直肠的血流量加大，回流阻力也变大；发炎还会加速肠蠕动，排便的次数增加，容易使肛门坠胀，这将进一步加强肛门和直肠的压力，减弱血流速度。痔疮就开始出现了。

便秘和大便干结也是如此。虽然排便次数会变少，但是由于排便困难，过程需要人特别用力，每次排便时间也会变长。大量干结大便堆在直肠末端，能堆多少呢？一般人肛门和直肠末端的直径撑到 5 厘米也就差不多了，而大便干结的人的直径撑成拳头那么大都算不上稀奇。试想一下，把拳头塞进去卡在直肠末端，持续 2 天，肛门和直肠的血液循环一定异常艰难。痔疮也很难不光临了。

大部分人得痔疮的最直接原因，就是拉稀、便秘和大便干结。

还有一个群体值得特别关注。初高中阶段的女生是近几年异军突起的一个痔疮高发群体。这些小患者一般都有不爱吃蔬菜和水果，有轻微洁癖且不愿意在学校排便，或者有因学习任务重而长期憋大便的习惯，她们普遍都有 2～3 天甚至更久才排便 1 次的问题。这些就是她们容易得痔疮的原因。

专栏 3　一般人认为的便秘其实是大便干结

便秘这个词，除了是个诊断专有名词，在大众口中也是一个形容词，用来形容大便干结、排便费劲。

狭义的便秘，简单理解的话：要有排便困难、腹痛腹胀、恶心呕吐，甚至精神心理异常等症状；排便次数 3 天小于 1 次或者 1 周小于 2 次；总体病情至少持续半年；持续发作至少 3 个月；还要排除其他疾病引起的排便困难。如此医生才能诊断为便秘。

所以多数人说自己便秘，其实是指大便不好解而已。不止非医学专业人士喜欢这样说，医生同样喜欢这样用便秘这个词。

我当然不是在挑字眼了。但这种不正确运用"便秘"这个词的说法，经常在我看病时造成一些不必要的麻烦。

比如我曾经遇到，一位老年患者说他的主要问题是便秘，追问他才发现，实际上他每天会解 3 次以上的大便，大便质量都还不错，只是肛门坠胀感很明显。去医院检查一大圈花了不少钱，结果发现是腰椎间盘突出。

再比如最近我看诊的一位 50 岁的女性患者，看病的原因是便秘。追问她一些情况时才发现，实际上她也有肛门坠胀感，偶尔会解出羊屎一样的颗粒状大便，时不时也有粪水流出，或伴随出血。她一直认为自己是便秘，周围人也告诉她这是便秘的表现，出现症状 2 个月以来都没引起重视。最终诊断结果是直肠癌。

对老婆好点，因为怀孕时百分百得痔疮

十多年前我们肛肠科正式成立住院部的时候，当时副院长让我们商量着挑病区，院长却斩钉截铁地决定了："不用挑，就 5 楼。"原因有两个，隔壁是普外科，楼下是妇产科。不得不说我们的老院长很懂行。肛肠科是发现直肠癌数量最多的科室，一般来说直肠癌手术是普外科的工作内容。但真正请肛肠科会诊最多的，其实是妇产科。

怀宝宝的喜悦也会伴随痔疮的阴影，为什么？

原因之一在于，孕期女性硕大的子宫会压迫直肠。怀孕时的子宫能大到什么程度呢？它及其中的胎儿能把椎骨的生理曲度都压直了，压扁个直肠不是轻轻松松的？孕妇都有这种经历：不但大便次数会增多，而且排便会变得比未怀孕时困难。这是因为直肠被压扁了，大便不容易下去，排着就费劲；排完后直肠空间又变小了，所以有一点点大便就想拉。直肠被压扁了，肠壁中的血管压力也会很大，静脉回流又出现变慢的问题，久而久之，痔疮就发作了。

另一个原因就是孕妇的饮食习惯。这是个老生常谈的问题。东亚地区变传统文化的影响，针对孕妇的饮食要求变态般的多。特别是"生冷"这个词，是天天被长辈挂在嘴边的。所以孕妇的饮食结构大多数是高脂肪＋高蛋白，往往会忽略甚至反对增加蔬菜、水果等高纤维食物。这就容易造成排便困难、大便干结。前文我们说到，大便干结就是痔疮最直接的影响因素。

孕妇痔疮患病率为啥这么高

孕妇患痔疮不但异常痛苦，而且患病率奇高，高到什么程度呢？严格意义上来说，几乎没有孕妇能摆脱这个问题。有人肯定会说：我在怀孕时就没有痔疮问题呀。别急，听我细细说来。

🧑 孕前肛门疾病预防的缺失

目前为止，痔疮并没有被纳入孕前常规体检。这也是近几年我们肛肠科和妇产科、营养科积极运作的一个课题。未被纳入的主要原因是无法设置量化标准，而且肛门疾病预防的介入时间不合适，一般要在备孕前。

从事这个职业这么多年，如果我遇到未婚适龄女性或未生育女性，我都会提一提这个问题，毕竟来我这看病的年轻女性，都是肛门有毛病的。

我总结的经验是：只要有过脱出的痔疮，或者近期有过便血、疼痛的痔疮，都应该在备孕之前找肛肠科医生评估一下孕期痔疮的患病风险问题。

我们也在呼吁，将肛肠科检查和评估制定量化标准，纳入孕前检查范围。同时也希望孕前女性在自身能接受的情况下，尽量做一次肛门疾病的评估。

目前我所在的肛肠科正在和我院妇产科、营养科合作，希望能以手机小程序的形式，把痔疮自查自检、预防等内容加入已建卡孕妇的日常照护、监测中去。

孕期处理难度大，处理手段少

痔疮是一个慢性病，积累到一定程度后，会有一个突然发作的严重过程。一般来说，孕前没有痔疮症状或者只有轻微痔疮症状的孕妇，痔疮突然剧烈发作的情况会出现在孕中晚期（6～8个月）左右。

我们的准妈妈们在孕期都会经历各种各样的痛苦和不适，一点点痔疮问题其实不容易引起重视。孕妇一旦来肛肠科就医了，一般都是带有比较严重的痔疮问题。有时我看到这些准妈妈们忧心忡忡，我会比出一个拳头，什么意思？就这么大的痔疮。

到了这种程度的痔疮非常痛苦。不但很痛，而且会出现肛门极度坠胀的现象，老是想排便，排便时又痛得不得了。之后就会惧怕排便，一排便就会加重痔疮。最后导致吃不下，拉不出，再加上着急，严重到一定程度可能会出现焦虑状态。

这种痔疮我们处理起来也非常棘手。首先，手术是不要考虑了。孕期七八个月时做手术无论如何都会影响胎儿的生命健康。其次，不好选择用药。痔疮用药中多含有麝香等对孕妇和胎儿有一定风险的成分。最后，痔疮离胎儿所在的位置非常近，我们把撑大的子宫形容成一张纸也完全不过分，它紧挨着我们的直肠，肛门和直肠有任何风吹草动，都难免会影响到胎儿。

遇到这种情况准妈妈们怎么办？这种痔疮形成的原因，主要还是静脉曲张和回流受阻。所以可以尝试不用药物的物理处理方法来暂时缓解：首先热盐水坐浴，让痔疮里的血流加速，尽量回流一部分血液，以帮助消肿；然后手指抹油，轻轻按摩痔疮，来进一步消肿；最后忍住疼痛，尝试用手指将痔疮塞到肛门里边。这样就能保持痔疮局部血液循环尽可能通畅。如果害怕或者实在太严重，除了坐浴这一步，后两步还是要请医生帮忙。塞回去了又脱出来怎么办？还能怎么办，再塞回去，反反复复塞回去。

产后手术的操作空间也不大

不得不说妈妈们真的伟大，为了孩子会变得无比坚强。很多孕妇硬生生把痔疮熬到产后。产后头几天也确实是痔疮的另一个高发期，妇产科请肛肠科会诊也多是在这个时期。

产后就能立刻把痔疮处理了吗？不好弄哦。首先，用药很麻烦，很多药会进入母亲的乳汁。其次，如果需要用药或者手术，为了婴儿的健康，最好还是能断奶一段时间。但初乳的营养程度我们都知道，多数母亲是舍不得在这个时间断奶的。哪怕妈妈们在这个时候实在忍受不了折磨，手术心切，我们也会反复让她们考虑清楚：断奶期间稍有操作不当，用药结束后恢复喂奶都有可能出现奶少甚至停奶的情况。好在，过了哺乳期之后，产妇的痔疮大概率会消退到没有症状的水平。很多女性保养得当的话，几十年内都不会再次发作。

🤕 延后的痔疮发作——更年期

多数孕产妇在孕期、哺乳期不会有很严重的痔疮症状，一般是发现肛门有肿物，但不痛不痒。随着彻底断奶之后，肿物还会明显缩小。在更年期，身体出现明显变化时，才会再次表现出来，甚至加重。这又是女性患痔疮和其他肛门疾病的一个高发年龄段。

🤕 还有一种妈妈，是年纪大的女性群体

我们祖母一辈的妈妈们，多数会生育多个子女。但由于当年的卫生保健条件很差，阴道的侧切口做得很不规范，反复多次侧切，甚至胡乱切。在家接生时，接生婆根本不懂阴道口侧切技术，拽胎儿出来时甚至会撕烂阴道口。这些都使得这一代妈妈们有很多严重的痔疮和肛门疾病，并且得不到及时处理。到了现在，医疗、保险、经济条件变好，很多这

种可怜的妈妈辈就会前来问诊：肛门缺损、直肠阴道瘘、肛门失禁，甚至一辈子都无法正常解出大便或者总是出现大便流一裤子的情况。妈妈真的为我们承受了太多太多了。

另外，男同志们也应该对老婆好点，她们的肛门承受了太多的痛苦。一旦怀孕，百分百就会得痔疮。

不过，很多具备手术条件的妈妈们产后也很惧怕做痔疮手术。因为痔疮手术的发展史，有着一段极其暗黑的历史。在下一节我来讲讲现代医学的黑历史之———痔疮手术。

手术做不好，痔疮会加重

医学史上的每一个进步，都是人类的一部血泪史。每个细分的医学专业，都有一个一言难尽的黑历史。

肛肠专业的黑历史，也是极其黑，可以说是一直黑到现在为止。

每年，我收治的因为手术把肛门做坏的，或者采用各种古怪的方法治疗肛门直肠疾病而把肛门或直肠搞坏的病例，绝不会低于 50 例，平均每周就有 1 例。

以给患者做肛门环切治疗痔疮为例，靠谱一些的结果，就是肛门狭窄，更有甚者只剩一条缝，除了一辈子吃泻药的方法外根本没办法正常排便。这种手术在欧美发达国家广泛存在，以至于肛肠科医生都害怕给患者做痔疮手术。而更严重的情况，就是术后感染溃烂，患者要自行回家擦药碰运气，等待痔疮自然好转。我接触过的有类似遭遇的海外留学生患者不下 20 名。

不靠谱的那就很骇人了，其中最常见的就是各种通过打针治疗痔疮的方式。注射治疗痔疮最早的记录是在 170 年前的英国，是由一个叫摩根的医生发明的，但他并没有推广这种做法，因为副作用太大。注射治疗痔疮的原理是让痔疮产生炎症反应，造成局部发生纤维化，以此来收缩痔疮和封闭血管。但问题是，能造成炎症反应的东西非常多，实际上生理盐水都能造成痔疮发生炎症反应。于是乎，这些江湖骗子发明出各种各样神奇的注射剂，充作痔疮注射疗法。效果越好的注射剂就越有毒。通过各种歪门邪道注射出来的各种烂屁股屡见不鲜：轻则溃烂感染，重则得败血症而死亡。前不久我在夜间急诊值班时收治了一位女性患者，她听信邻居的建议，去一个小"诊所"打针治疗痔疮，持续便血 1 个月而未缓解，终于在当天晚上血崩了。从打 120 电话到被送来不到半小时，保守估计出血量超过了 1000 毫升，我见到她时她已全身惨白，呼之不应，血压低到 68/40 毫米汞柱，心率达到 130 次 / 分钟，已是标准的休克症状，急诊科医生给她挂着 3 个盐水瓶才勉强维持住血压。检查时我发现她的直肠前侧烂了一个洞，正喷射状出血，周围的肠壁大面积发硬。我用一块浸了肾上腺素的小纱布压在出血处，再用一根手指伸进肛门紧紧压住，试图减少出血，同时我心里很是焦急：就算要缝合止血，周围肠壁都是硬的，这怎么能缝得住？结果这位女性的运气真不错，居然压了 10 分钟就止住了血。住院 7 天后居然神奇地一点儿血都不出了。临出院我还告诉她，由于当时注射的药物成分不明，我不知道后面还可能面对什么事，不排除继续出血，甚至烂穿到阴道的可能。结果证明了我的担忧，好运气是会用尽的。后来她给我发消息说，发现自己阴道有粪水流出，这说明她患上直肠阴道瘘了。所以请大家注意：《中国痔病诊疗指南（2020）》中推荐的能用于治疗痔疮的注射液主要是消痔灵注射液和芍倍注射液，并且注射治疗的操作很考验医生的手艺，不是什么东西都能打进去的，也不是什么人都可以操作的。

我见过大量用腐烂性物质涂抹痔疮的，靠谱的有中药鸦胆子，不靠谱的有高浓度药酒、石灰，甚至砒霜。我印象最深的一例，患者不知道用了什么，最终导致自己铅中毒。

10 年前，一位患者是工地的工人，因为痔疮极度疼痛找到我。检查时我觉得他的痔疮特别有意思——一个标准的球形痔疮，非常圆，我以为这又是一例神仙的杰作，长个痔疮都能长成完美的球型。手术时我才发现痔疮的根部扎了一个保险丝，原来这是他们电工的杰作。不过这位电工还是摸到些门路，知道痔疮要用结扎的办法来治。

以前也有医生发明了电疗法。既然是要封闭血管，怎么就不能有用电流烧灼痔疮来达到封闭血管的目的呢？于是通电的钳子就发明出来了。实践证明，烧伤不但是最难愈合的伤口，而且之后会感染严重，导致瘢痕大面积增生，手术中极其痛苦，愈后恢复又极差。

肛门直肠疾病之所以到现在还有这么多黑历史，是因为在现代医学体系中，肛肠科，或者说痔瘘专业，并不是一个独立的学科分类。它属于现代医学普外科、胃肠外科或者结直肠外科等消化道外科体系的一部分。甚至连专业的普外科医生也不一定对肛门直肠周围的生理、病理、解剖知识有足够深入的了解，因为这么小一个肛门在他们所管理的那么长一节消化道中并不算工作重点。

真正的肛肠专业细分学科，发展自我国的传统医学。所以大家会发现，肛肠科基本是在中医科里。各地的中医院的肛肠专业都比较强盛，它是我们祖国传统医学中比较少见的、独特的、领先全球的优势专业之一。

"痔"字，最早在夏商时期（公元前 21 世纪～公元前 11 世纪）的甲骨文中即有记载，而在东周时期（公元前 8 世纪～公元前3世纪）的《山海经》中提出了"痔""瘘"的病名。

在古代文献中，目前能查到的最早做痔疮手术的患者，是春秋时期的秦宣王。《庄子·列御寇》中说："秦王有病召医，破痈溃痤者得车一乘，舐痔者得车五乘。"《尸子·卷下》中说："医㕦者，秦之良医也，为宣王割痤，为惠王治痔，皆愈。"

目前能查到的最早介绍痔疮手术方法的文献，出现在战国时期。1973年，湖南长沙马王堆汉墓出土的《五十二病方》中，"牡痔……絜以小绳，剖以刀……"的部分介绍了针对痔疮的结扎切除法；"巢塞直者，杀狗，取其脬，以穿籥，入直中，炊（吹）之，引出，徐以刀劙（剥）去其巢……"则介绍了牵引切除法。这些方法和现代医学中主流的肛肠科手术方式基本上大同小异。

西方历史最早记载痔疮的人是古希腊的希波克拉底。

现代主流的痔疮手术——外剥内扎术，大概成形于清末，即19世纪90年代，那个时候成都还出现了全球第一家肛肠病医院，专门治疗痔病，创始人是我们学界的祖师爷黄济川老先生。那时候痔疮手术的方式和现代差别就很小了。可惜的是，清末和民国时期对中医实施严重打压，一直到1956年国务院主持建立了4所中医院校之后，这种正确的手术方式才得以在全国推广。

手术方式的发展方面，西方更晚一些，一直到 20 世纪末才开始出现套扎器、环切吻合器等手术方式。

其实"外剥内扎术"这个名字就说明了痔疮的基本手术方法：外痔要剥，不是切。什么是剥？划开皮肤，把皮肤下的烂肉弄出来扔掉，原来的皮肤要保留，这个叫剥。皮肤需要保留足够，否则会造成肛门狭窄。内痔要扎，也不能切。什么是扎？将其用线捆起来以阻断血供，这个叫扎。因为直肠作为一个吸收器官，黏膜下全是血管，而且极其脆弱，切开便容易出现瘘，还会止不住血。

吻合器手术倒是脱离了外剥内扎术的概念，它是切缝一步完成，而且切缝的深度恰到好处，解决了直肠末端不能切口子的问题。但不能用吻合器切肛门皮肤，肛门皮肤一旦被切除就不会重新生长，最终会造成肛门狭窄。外痔剥，内痔扎或者吻合，这就是现代肛肠科手术的操作核心。

近些年由于医学技术的交流推广越来越频繁，我们国内的肛肠专业技术水平已经发展得比较平衡了，大型正规医院的肛肠科基本都比较靠谱，选择正规医院接受治疗一般不会出错。肛肠专业除我国发展很快之外，整个东亚地区的专业水平都相对较高。

其实中医不仅仅是抓药把脉，中医外科一直以来是一个独特的存在，只是它容易混在现代医学外科中不易被人发现。例如，华佗就是我国医学史上有名的外科医生，相传他留下来的外科技术和现代外科手术的操作方法在很多方面都基本一致。除了肛肠科以外，我国医学还有很多强势的专业方向，比如烧伤科、皮肤科、妇科等。近些年中医在传染病学、重症医学、肿瘤学的治疗中作为优秀的辅助治疗手段也越来越受到重视。比如在此次新型冠状病毒重症病例中中医所展现的治疗效果；中医在脑卒中、重症胰腺炎、慢性阻塞性肺病发作期的辅助治疗效果；肿瘤放疗后的不良反应控制等。

　　不过很遗憾，中医没有发展产科。产科工作多是被接生婆做了。

专栏 4 痔疮手术做不好的话有什么危害呢

· 痔疮手术做得不彻底，导致病变血管的血流压力更大，出现严重的水肿，甚至加重痔疮的症状。

· 肛门皮肤切除过多，导致肛门变小，切口迁延不愈，或者一拉大便就会裂开，严重者基本就拉不出干大便，以至于需要长期服用泻药来排便。成年人几乎所有的肛门狭窄都是手术和外伤造成的。

· 切断括约肌导致肛门失禁。

· 对直肠胡乱动刀导致大出血，甚至死亡。

· 无菌环境不到位或抗感染治疗不到位，导致严重感染、脓肿，甚至败血症。

压力大也难逃痔疮

《薛氏医案》："喜则伤心，怒则伤肝，喜怒无常，气血侵入大肠致谷道无出路，结积成块，生血生乳。"

《外科正宗》："夫痔者，乃素积湿热、过食炙，或因久坐而血脉不行，又因七情而过伤生冷，以及担轻负重，竭力远行，气血纵横，经络交错，又或酒色过度，肠胃受伤，以致浊气瘀血，流注肛门，俱能发病。"

古代医家在数百年前就已经发现，大喜大怒或喜怒无常，是引起痔疮的又一重要因素。而对于我们现代人来说，压力因素就显得更加重要了。低头一看，方案没做完，都怪工作压力害我们得痔疮；抬头一看，更无比惆怅，为什么连云朵看起来都像痔疮！

剧烈的情绪波动或者压力过大，甚至焦虑和抑郁，会通过身体各种激素的复杂调节造成血管紧张。这种紧张，离心脏越远的血管就越明显。当我们压力过大或者生气时血压会升高，血管紧张造成血流压力增大。久而久之，这种血管紧张对肛门直肠脆弱的静脉丛的破坏力也是相当大的。

另一方面，压力过大还会对我们胃肠道蠕动和消化吸收功能造成影响，即可能频繁出现拉稀或者便秘，甚至两者不断交替，完全没有正常的排便状态。压力太大还会影响我们的饮食和睡眠。这个就更重要了，饮食、睡眠都对我们排便的规律起着极大的作用。一旦生物钟被打乱，大便忽干忽稀，屁屁相当于每天被重拳暴击啊。

所以我在想，我们是不是应该一起去向老板呼吁：请把我的痔疮纳入工伤！

什么？肛门洗得越干净，越容易得痔疮

情绪和压力会影响屁屁的健康，从而加重痔疮。痔疮反过来会让人焦虑紧张，增加心理压力。这是一个恶性循环。拉完便便转头一看，好家伙！好大一摊鲜血，被吓出心脏病都是轻的。

于是，很多人就会联想：我得痔疮一定是因为脏，没把屁屁处理干净。大部分人想到屁屁不健康的第一个原因就是脏。于是乎就开始疯狂地洗屁股，变着花样地洗屁股，什么玩意儿都拿来洗屁股。

有人在洗澡的时候拿香皂或沐浴露洗屁屁，以求洗出一个完美、干净的屁屁。我甚至听过患者拿牙刷和牙膏洗屁屁，妄图用牙膏里的清洁颗粒物以及牙刷的刷毛来彻底清洁屁屁。

有人会用热水烫屁屁，因为很多污渍遇到高温都能被洗净。还有人用医用酒精洗屁屁，给我的解释看似非常科学，说是便便含有很多油脂，酒精不但能消毒，还能脱脂。当然，最常见的是用湿纸巾擦屁屁。

但最终，这些患者都会收获一个痔疮更严重的屁屁。甚至会引起新的疾病问题：肛门瘙痒症和肛周湿疹。

肛门的皮肤非常娇嫩，因此，它的表面会覆盖一层油脂，以保护局部皮肤。无论我们是使用香皂、肥皂、沐浴露，还是用酒精清洗，热水烫洗等，都会擦掉这层油脂，导致娇嫩的皮肤暴露在外，受到更多的伤害。湿纸巾也有同样

图5　肛门皮肤解剖

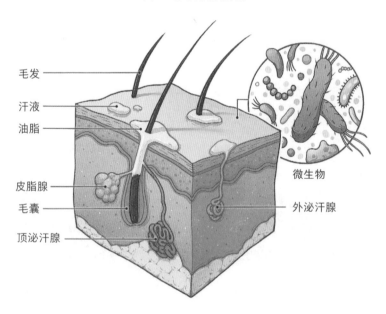

毛发

汗液

油脂

皮脂腺

毛囊

顶泌汗腺

微生物

外泌汗腺

的问题，市面上没有标明功能的湿纸巾大部分是手口专用湿纸巾，它们的主要作用同样是擦掉油脂。阴部和肛门专用的湿纸巾就没有这种问题。此外，我想强调一下有关酒精，包括药酒这类物品的使用。从肛门进去2厘米左右就是直肠，其表面是黏膜，酒精会造成肠道黏膜烧伤，因此应严禁酒精在黏膜上的使用。

擦掉这层油脂，除了会加重痔疮以外，还会引起瘙痒。这和冬季因频繁洗澡而出现的背部、大腿内侧的皮肤干燥、瘙痒的原理是一样的，因为没有油脂滋润皮肤了。

严重的瘙痒还会引起肛门皮肤病，造成肛门潮湿、肛门皮肤纹理加深，甚至肛门皮肤色素缺失等问题。也就是说，正常的肛门皮肤因为皱褶很多、很密，颜色要比周围皮肤深，但出现肛门皮肤病后，它的颜色会变淡。这种疾病就叫作肛周湿疹。肛周湿疹会造成极其严重的瘙痒，越热越痒，它最令人讨厌的一点就是，睡觉的时候特别痒。古人形容这种痒为"奇痒"。痒到人心烦意乱，痒到人精神错乱。肛周湿疹患者来就医时，我甚至能看出他们有着明显的心理问题。

肛周湿疹这个疾病是由什么引起的，目前没有定论。不过几乎所有的肛周湿疹患者都有长期使用脱脂类清洁剂清洗肛门的经历。这种过度清洗应该引起我们的重视，有这种习惯的人更要立即停止。成年人，不管男女，都知道不能用奇奇怪怪的东西去清洗阴部，那我们为什么偏要用奇奇怪怪的东西去清洗同样脆弱的屁屁呢？

适当且合理地清洗屁屁，其实有很好的保健作用。

首先我们要知道，屁屁特有的气味是洗不掉的。这不仅仅是源自粪便和肛门直肠分泌物的气味，肛门皮肤的汗腺、毛发及毛发里的微生物也都会发出淡淡的臭味。我们不能以彻底清洁为目的去清洗屁屁，就算拿锉刀把肛门磨一遍也还是臭的。所以我们再怎么洁癖，也不要拿屁屁撒气。

其次，最合理的清洗剂是温热的清水或者淡盐水。这种清洗不会过度洗掉屁屁的油脂。温热的水反而会促进屁屁局部的血液循环。

再次，智能马桶和智能马桶盖是非常科学、有益的。用力度适中的温热水流清洗屁屁，其实是对屁屁的按摩。这会让屁屁肌肉松弛下来，也能促进血液循环，缓解痔疮症状。很多严重的痔疮患者在没做手术的情况下，长时间使用智能马桶清洁屁屁，能使痔疮症状得到明显缓解。没有购买马桶盖的读者朋友，也可以学我这招，试试洗澡前用花洒冲洗屁屁，那水流带来的温柔与滋润，很是"销魂"。

最后，保持适当的湿度。肛门本身的正常状态是比周围皮肤稍显湿润的。不要再擦个屁屁便用十八张厕纸了，擦那么狠会擦出血。我从来不用智能马桶盖的热风烘干功能，一直是清洗完之后抖一抖，保证没有水滴就行。这种湿润的感觉会让人保持心情舒畅。

我一直比较重视屁屁的健康，不但很在意排便的舒适度，也很在意屁屁的舒适度，所以我一直没有出现任何肛门疾病。我也不敢出现肛门疾病，毕竟肛肠科这个圈子很小，得个痔疮稍严重点就只有做手术这条路，万一我以前冒犯到哪位同行而被别人记住了，拿着刀子合法地"报复"我的屁屁……噫……想想都瘆得慌。

痔疮本质上是一坨烂肉

说了这么多有关痔疮的情况，那痔疮里面到底是什么呢？从健康的肛门直肠到长出痔疮，到底经历了什么呢？

医学中有一个基础学科，专门研究疾病到底在身体里发生了什么变化，叫病理学。我们就从痔疮的病理学改变来看看痔疮到底是个啥东西。

◇◇◇

我们先简单地把直肠看成表面的黏膜和内部的肌肉这两层。

得痔疮时，黏膜及黏膜下肌肉的表现主要是炎症、水肿，有大量的胶原纤维增生，长得乱七八糟，弹力纤维减少或断裂；表面会出现糜烂和溃疡，有出血；静脉迂曲，管壁明显扩张，厚薄不均匀；动脉充血且弯曲，管腔狭窄；毛细血管压力升高，扩张且淤血，甚至出现血栓。

总的来说，痔疮就是一坨混杂着大量堵塞、曲张的血管和血栓，以及乱七八糟生长的纤维，充斥着烂肌肉、烂血管、烂黏膜、各种炎性细胞的烂肉。

正因为痔疮的本质是一坨烂肉，所以，痔疮的最主要表现就是：脱出。

也就是说，如果这坨烂肉长太大了便会从肛门掉出来。脱出的程度是我们给痔疮分级和判断痔疮严重程度的主要指标。较轻的痔疮没有脱出，或者排便时会脱出，便后会自然收进去。而比较严重的脱出，便后收不回去，需要用手塞进去，甚至在跑步、走路、蹲下时都会掉出来。

最严重的痔疮脱出叫作嵌顿痔，这种脱出是痔疮里的动脉被卡住而造成极其严重的充血、水肿。如果不借助医疗手段，再加上剧烈疼痛造成的恐惧，患者自己根本就塞不回去。因为血供被切断了，这种级别的痔疮可能会出现严重的感染和腐烂，是肛肠科少见的急诊和重症疾病，原则上要开急诊通道做手术。这种痛苦以人类的意志力来说根本忍不住。所以我在门诊最怕嵌顿痔患者说："我想再挣扎一下，不做手术。"因为一般他会挣扎到半夜再来挂急诊号找我做手术。

也正是因为痔疮的本质是一坨烂肉，所以治疗痔疮的办法中，手术占了很大比例。针对轻微且没有脱出的痔疮，我们只需要养成良好的排便规律和生活习惯就好，主要目的是防止痔疮加重。而如果是已经脱出的痔疮，保守治疗的效果就很有限了。毕竟它已长成一坨肉，除了手术，我们只有想办法让这坨肉烂掉才能缩小它的体积。但是能让长在肠子上的肉烂掉的药，大部分都是有毒性的，或者使用起来不够安全。所以多数情况下，较严重的痔疮也只有手术这一条出路了。保守治疗通常被用在控制症状上，所以当没有疼痛、出血这些症状时，用药也就没太大用处。

还有一种病和痔疮很相似，症状也是脱出，很多患者容易将二者混淆：肛门直肠脱垂。

肛门直肠脱垂在 20 年前是个非常常见的疾病，因为那时候人们营养状况不好，盆底肌肉不发达，兜不住肠子，于是就会掉出来，主要发生在儿童、老人、经产妇和久病体弱的人群中。出现肛门直肠脱垂的儿童中，有一部分会随着年龄变大而自行痊愈，或者会好转很多，因为他们的肌肉已经发育完整了。而成年人如果得了肛门直肠脱垂，就很难自行痊愈了，一般只会慢慢加重。

那么，怎么来分辨从肛门脱出来的肉到底是肛门直肠脱垂还是痔疮呢？其实用眼睛看就能分辨出来。

首先，痔疮像葡萄串，脱出物是一个独立的组织，且大小不一。肛门直肠脱垂是肠子均匀地掉出来，是圆乎乎、软绵绵的一整圈，各处脱出比较均匀，我们形容它是"宝塔状"。"九转大肠"这道菜的外形看起来与之相似。

其次，痔疮大多数伴随糜烂、溃疡、出血的症状。一般看起来血肉模糊的那种就是痔疮。肛门直肠脱垂因为不是血管的问题，一般不会看到糜烂和出血。脱出物特别光滑，粉粉嫩嫩的。

再次，痔疮有时候会伴有剧烈的疼痛，脱出的患者会满脸痛苦，坐立不安。肛门直肠脱垂的患者一般症状很轻，疼痛不重，看着跟没事人似的有说有笑，顶多就是肛门坠胀感比较强烈而已。

要是还分辨不出来，你就记住这么一句话：脱出来的肉，长得好看的是肛门直肠脱垂，长得丑到不行的一定是痔疮。

◇◇◇

　　我上学那会儿，学校的厕所一般是那种大水箱加通蹲坑的组合。所以蹲坑的时候经常会听到前面的兄弟发出哀号和呻吟声。低头一看，蹲坑里一股鲜血如滔滔江水奔流而下，怪吓人的。我在考研究生考试的英语之前，亲自从蹲坑里拖出了一位因为痔疮飙血而晕倒的考生。从那时起我就知道，治痔疮是我的命中天职，我一定能考上这个专业。

便血不一定是癌

　　便血是痔疮的又一重要症状，在所有的症状中占比极高，也是最唬人的症状。

　　一方面，一些人会被因痔疮出现的便血吓得不轻。痔疮的出血量可大可小，大到可以造成贫血性休克，平时每次排便时拉一便池血也不是不可能。

　　另一方面，痔疮发展慢，便血症状也多数是从少量的便纸带血，慢慢发展成滴血甚至喷射状出血。这种缓慢的发展容易让人失去警觉。有时候患者甚至会误判，把一些更严重的疾病误以为是痔疮。

　　这就是对痔疮出血的两个认知极端：有些人特别害怕，

有些人特别无所谓。

那到底该不该重视便血呢？答案是肯定的！我的建议是：身体的任何地方出血，只要是我们自己不能看到出血伤口的，都应该引起足够的重视，除了经血。

拉大便出血，99%的原因不外乎3个：肛门疾病（痔疮为主），肠道血管畸形和缺血性肠病（出现概率低于1%），肠癌。

一些患者在网上搜索便血，屏幕上出现一长串肠道肿瘤的搜索结果，简直吓死人。

在不能亲眼见到便出的血是什么样子、不能做检查、不能对话分析病情的情况下，医生们会让患者注意：便血有直肠癌的可能，希望患者能尽快上医院明确诊断。这样能避免患者判断失误，以致延误病情并造成恶劣后果。所以我们上网搜索"便血"一词，结果全是癌，也不全是耸人听闻。但是，请先别怕。

这一节我就来教大家大致区分便血到底是痔疮还是癌。

痔疮引起的便血通常有很明显的特征，而且主要是内痔出血。外痔的主要构成部分是皮肤，出血量相对少，也没有太严重的后果。有关这一点可以参考我们体表其他皮肤的伤口出血，比如手指倒刺。内痔出血量之所以会比较大，是因为内痔属于直肠病变。直肠为了吸收营养，其黏膜通常很薄，而且下面有丰富的血管。

痔疮破溃出血的位置，大部分是在括约肌的范围内。所以排便时肛门肌肉放松，就会出血；不排便时括约肌把痔疮出血的破溃口给收紧了，出血则会停止。这就是痔疮出血大部分是鲜血的原因。

痔疮出血也有可能出现陈旧性的血和血块，这是由于在出血量非常大的时候，有可能发生出血倒流回肠道的现象，在下次排便时流出来，就是陈血和血块了。

肠道肿瘤是一个非常容易被误诊的疾病，因为它的症状和痔疮非常相似，早期甚至没有症状，除了肛肠科和普外科医生，其他科医生都很容易误判。

肠道肿瘤目前治愈率非常高，基本会有 5 年生存率（不管 5 年内复不复发，活过 5 年就算治愈）。某些文献统计，肠癌患者的生存率超过 80%，剩下不到 20% 就是因没有警觉而耽误病情造成的缺憾。但肠道肿瘤在专科医生看来有非常典型的特点，一点点线索都会让我们警觉，是不会漏诊的，所以请一定听医生的话。

我们诊断一个疾病，一般从这么几个方面来：症状，也就是患者身上发生的情况和他描述的情况；体征，这是医生检查患者时看到的情况；实验室检查，当然就是各种检查结果和数据。

我在本书中仅通俗地讲讲肠癌的症状和实验室检查。

肠癌需要注意的情况

😖 便血

痔疮、肛裂、肛乳头肥大、溃疡性结肠炎、肠道血管畸形、肠道肿瘤等疾病都有可能出现便血症状。简单来讲，我们医生区分便血的性质时，很重要的一点就是大致区分出血的部位。怎么分析部位呢？看颜色。

我们都知道，出血时间越长，血的颜色越深越黏稠，然后会结块，再之后会变质、分解。

肛门局部出血时一般是鲜红色的血，或多或少，严重的如痔疮甚至会出现喷血，短时间内就能致人贫血。而且这类出血不会和大便混在一起，要么先出血再排出大便，要么先出来大便再出血，大便和血分开得非常清晰。血量少的情况，就是擦屁屁的时候纸上有血，呈鲜红色，跟在手上割个口子一样。

临床上我们也见过患者出血量大时排便带有少量血块或陈血的情况，这是因为出血量大或者痔疮破溃口大，血液倒流进肠子，待到下次排便才会一起排出来。这种情况极易出现误诊，一般建议患者找专科医生诊断。

低位直肠癌的出血也可能是鲜红的，但因为肛门括约肌的收缩，也会伴随较多陈血。

高位直肠和乙状结肠出血就是非常典型的陈血了，而且可以看到砂样的血块，大便、血和黏液是混合在一起的。

横结肠和升结肠出血的话，血的颜色更深，看到的直接就是血便，血和便便混得更加均匀，并且颜色很深。有时甚至是黑便，有明显的铁锈臭味。

再往上，如果上消化道出血，比如胃和十二指肠出血，大便像沥青一样黑得发亮，伴有明显的铁锈味，同时患者有明显的上腹痛，出血多甚至会吐出血来。而且这种出血一般比较多、迅急。

肠道肿瘤出血还有个明显的特征，就是天天都有，随时都有。肛门疾病出血则一般会时好时坏，我们称之为反复发作。所以如果连续便血超过1周，我的建议是立刻去医院检查清楚。

总结一下肠癌出血的明显症状要点：长时间出血，伴有陈血、血块，便便混着血和黏液。

😀 黏液便

大便出现黏液是肠道受刺激的表现，比如我们因乱吃东西而拉肚子的时候，屁屁就会拉出"清鼻涕"。此外，也可能是肠道感染所出现的脓液。但引发肠道刺激的其中一个原因就是肿瘤。同出血一样，如果长时间出现黏液，天天有且只要一排便就有，希望你警觉起来，上医院检查。之前，一个81岁的大爷之所以被我坚决收住院就是因为他长达1个月都有黏液便，便后没有血，最后他被确诊为乙状结肠癌。

😐 不明原因的腹痛及腹胀

肠道肿瘤造成的腹部隐痛和腹胀一般不明显，而且发展比较慢。但也同样，这种症状的持续时间比较长，天天有且随时有，不会因为某天吃了很多水果导致排便很通畅就能缓解。腹痛位置在肚脐周围，或者下腹及其两侧，位置固定，这说明肠道多半有器质性病变了。

😐 大便性状改变（注意是性状）

什么是性状改变？具体就是排便习惯、排便次数、大便质量、大便形状都变了。

肠道肿瘤对肠子来说属于异物，有异物就会有刺激，所以肠道肿瘤的患者会觉得肛门坠胀，老是想排便。比如，以前排便都很规律，现在不再定时排便了。再比如，以前一天一次，现在次数增加了。而且肠道肿瘤都往肠内生长，低位的会把大便挤变形，变细、有棱角（痔疮也可能让便便变得有棱角，但一般不变细，因为痔疮软，癌肿硬），要是围着肠子长一圈，就会便不出来，只能排出一些粪水或者少量粪渣，甚至会有肠梗阻现象（老年人多见）。再回到上面说的那个大爷，他在做肠镜喝泻药时出现剧烈的腹痛，X光显示有肠梗阻，后来又自行排通了，这些现象更让我当下便怀疑他有肠道肿瘤。

大便存久了的气味那叫一个惊人，甚至有些老年患者浑身都是一股陈旧便便的味道，说话也是这个味道。这个味道没法描述，除了幽门梗阻（症状非常典型）的可能，就需要警觉是肠道肿瘤了。

大便性状改变是我们判断肠道肿瘤时的一个非常重要的因素，书里的几句话介绍起来还是不够详尽，所以希望大家出现上述情况的时候还是要警觉一些，及时去医院。要特别注意大便变细的情况。

🙂 不明原因的消瘦

癌症是消耗性的疾病，癌症患者普遍都会出现不明原因的消瘦。但注意，这也不是绝对的。

🙂 出现症状的时间

除了高龄老人癌症发展得较慢外，一般肠道癌症发展得比较快，因为肠道恶性肿瘤以腺癌居多，生长半年就已环肠道大半圈了。门诊患者经常问我，间断便血 2 年多了会不会是癌。我一惊，2 年多了竟然现在才来看！但冷静下来后告诉他不会，20 多岁的人如果肠癌症状持续 2 年早就拖不到我这看病了。

不过，也不能排除这 2 年出血的部位不是同一处这种稀奇事！

😀 发病年龄

虽不是绝对，但 30 岁以下的人患有肠癌，10 年来我只见过 1 例，20 岁以下的听说过 1 例。所以，便血的年轻人一般没那么大的概率得癌。肠道肿瘤的高发年龄段还是在 45 岁以上。我建议大家，年龄满 45 岁以后，应该每 3~5 年做 1 次肠镜。

但请注意：生命至高无上，一定要放弃侥幸心理，如果上面描述的情况大部分你都有或者猜测自己有，请去医院。

😀 遗传因素

肿瘤的遗传影响非常可怕。如果有明确的肠道肿瘤家族史，那我建议提前把肠镜纳入个人常规体检，周期要缩短，比如每 2 年 1 次。

实验室检查

😀 金标准：电子纤维结直肠镜 + 病理诊断

目前，肠镜是最直观也是最确切的诊断方式，费用也相对便宜，几百块就能搞定。专业的医生看到肠镜报告基本已经清楚是什么问题了。但最终确诊要依靠病理检查，就是把包块取下来一块（肠镜上有相关设备）来做化验，检查结果的准确率高达 99%。病理检查可以判断包块性质，报告结果一般需要好几天才能出来。

肠镜还能看到肠道息肉。肠道息肉是肠道发生肿瘤最重要的来源。根据文献资料，单个、根蒂不清的肠道息肉变成癌的可能性有30%，多个增生性息肉变癌的概率反而低到0.1%。所以通过肠镜查到息肉时，我的建议是马上处理掉。2012年底，我看到患者的结肠上有一个单独的息肉，直径约0.5厘米大小，我反复提醒她要切掉，结果患者给忘了。2015年底患者又因便血住院，肠镜显示还是那一坨物体，只不过已经变成一大块癌。

一般来说，从一段没有息肉的正常肠子发展到肠息肉长到直径1厘米大小，大概要3年；从直径1厘米的息肉变癌，大概要2年。这就是我建议45岁以上人群每3～5年做1次肠镜检查的原因，这样能排除大部分的肠癌风险。

要注意的是，肠镜切息肉是有一定风险的。很多医院为提高手术效率，门诊时要求患者喝甘露醇来清洗肠道，这种药在肠道中会产生可燃气体，使用电刀可能导致爆炸。所以有些医院给患者做肠镜切息肉时是要患者住院，并用其他药物灌肠（如聚乙二醇电解质散）。

🫣 肿瘤标志物

它对很多癌症有提示作用，但没有诊断意义，只是为提醒医生注意。2013年，我接诊的一位女性患者甲状腺相关肿瘤抗体升高，她的彩超显示一个直径 0.2 厘米大小的甲状腺包块。当时很多医生都建议观察，但在我的强烈坚持下她选择做手术切除。病理检查结果是直径 0.2 厘米的癌。

肿瘤标志物容易被各种因素影响。我的舅舅曾经就把全家人给吓坏了。他在体检时发现癌胚抗原指数升高了十几倍。我接到他的电话时犹如晴天霹雳，愣了半晌。缓过神来告诉他不要急，万一是误差呢？但实际上我心里慌得不行。过了半小时我突然想起他有痛风病史，立马打电话问他是不是这几天痛风发作了，他说你怎么知道。我又问他是不是在吃苯溴马隆，他回答已经吃了一周。我这才长舒一口气并告诉他："放心吧，这是药物影响，没事的。但以防万一，明天还是做一下胃肠镜。"果不其然，检查结果是啥也没有。

所以肿瘤标志物异常的患者不用纠结，咨询医生，有经验的医生很容易判断出问题所在。

 大便隐血

这个项目是检查大便中不易被察觉的血的，但误差比较大。方法是挖取便便中心的一小坨来观察，以排除痔疮出血。

◇◇◇

总之，对于肠道癌症来说，预防重于治疗，早期诊断重于先进的治疗方法。现在的检查手段都很有效，关键是我们不要抗拒体检。

痔疮可以不痛

可能很多人会以为，痔疮患者就应该是捂着屁屁、歪着身子、坐立不安、面容扭曲的形象。实际上痔疮发作起来就是脱出和便血而已，患者平时和正常人没什么区别。得了痔疮，哪怕是非常严重的痔疮，也是可以不痛的。

会痛的痔疮，主要有两类：血栓痔和炎性痔。

血栓痔是指痔静脉丛的血管内膜发炎、破损，血液在血管内积聚，形成血栓。它表现为肛缘突发的圆形或椭圆形肿块，疼痛剧烈，活动时会加重。甚至我们可以透过皮肤看到皮下的青紫色血块，摸摸的话还有颗粒样的硬结，按一按则会疼得飞起。这种血栓非常不容易吸收，所以疼痛的持续时间会非常长。正确的处理办法是做个小手术，划一条小口子把血栓挤出来就好了。不过麻烦的是，这种长有血栓的痔疮，如果是突发的，一般只出现少量几个。发作时间较长的，通常是会有一堆血栓，一个个剥出来就不现实，不如直接把痔疮连根做干净。所以，血栓痔是具备标准的手术指征的。

炎性痔指肛缘皮肤突发的局限性肿块，会出现充血、水肿、剧烈疼痛。它具备炎症的一切特点：红、肿、热、痛。这种炎症一般和血管堵塞有关，常常伴随突发的血栓形成，用药、坐浴、理疗等保守治疗的效果都不怎么理想。它也是具备标准手术指征的痔疮。

这两种会痛的痔疮，痛起来真的会令人寝食难安，让人恨不得没长屁股。总之，手术是最有效的解决方案。

还有一种肛门疾病也伴有剧烈疼痛，并且普通人经常把这个病和痔疮搞混。那就是肛裂。

肛裂是由于内括约肌痉挛引起的肛门压力增高，内括约肌紧缩并挤压了肛门的血管导致局部缺血，然后形成的肛门皮肤缺血性溃疡。肛裂的本质好比口腔溃疡长屁屁上了。

我们在第二章介绍外括约肌浅部的时候说过，由于外括约肌浅部呈梭形，导致大便下降时肛管前后两侧受的压力明显更大，所以肛裂好发于肛门的前后两侧，特别是后侧。

肛裂最明显的症状，就是出血和疼痛，不过这和痔疮不一样。肛裂造成的出血同样是鲜血，是由于肛裂本身存在溃疡，不排便时内括约肌收紧，溃疡里没有供血；排便时内括约肌松弛，压力减轻，血就开始流动，于是就从溃疡处流出来了。所以肛裂的出血量一般不会特别多。

而肛裂的疼痛就非常有特色了。肛裂的疼痛一般是两轮：第一轮是排便时溃疡受刺激所产生的疼痛，和我们拿手指去碰口腔溃疡一样疼痛，程度一般，有种火辣辣的刺激感；第二轮是排便之后的持续性疼痛，是肌肉痉挛和抽动引起的疼痛。很多患者分不出来这两种不一样的疼痛，没关系，我们只需要知道这种持续性疼痛的时间可以特别长，和肛裂的严重程度呈正比。有些患者起床排便后肛门就会疼，而且一直疼到再上床睡觉时，被肛裂折磨到想拿刀指着屁屁，威胁着要给它来个痛快的这种程度。这就是肛裂最明显的特征。

也正是因为肛裂由内括约肌痉挛引起，所以排便会变得比较困难。痔疮的疼痛一般是有撕裂感的轻度疼痛，这特别容易被大家误认为是肛裂。就算是血栓痔、炎性痔，它们也是在活动、排便等受刺激的时候才会疼痛剧烈，停止刺激就会好转一些。至于肛裂嘛，拉完粑粑之后最痛，拉的时候反而不是特别痛。

针对肛裂的处理方式非常简单：轻度的就需要扩肛，来缓解肌肉痉挛；严重的则把内括约肌切薄一点儿就好了。

粑粑拉不干净，也可能是因为痔疮

想必每个人都体会过这种感觉：在一个美丽的黄昏时分，太阳温暖地照在卫生间的窗外，金灿灿的树叶在微风中沙沙作响。然而这种温暖的阳光却感觉怎么也照不到我身上，哪怕它就在身前 30 厘米。此时我坐在马桶上，腹腔向下用力，怎么也提不起胸口那口气；肛门张开，仿佛要撕裂一般向下坠，却感觉不到直肠中一丝丝充盈。我擦擦满头的虚汗，只能放任夕阳离我越来越远。妄图抽身离开马桶，却像和心爱的女孩表白那样，始终找不到那丝勇气。

对头，这就是肛门坠胀感。

我们一般在拉稀的时候会有这种犹如半只脚踏入鬼门关的感觉。得了痔疮的话也会有这种感觉，因为它来源于充血、水肿的痔核对直肠黏膜的刺激，常见于各种痔疮。这种肛门下坠伴随拉不干净的感觉，在医学术语中被称为排便不尽感。不是真的排不尽，而是肿起的痔疮让我们感觉大便好像出不来。

除了排不干净，还有一种擦不干净的痔疮：结缔组织痔，也叫赘皮外痔。

广义上的结缔组织，是皮肤、血液、脂肪、淋巴等一系列软绵绵的"肉"的总称。结缔组织痔是由反反复复的痔疮发作形成的，表面皮肤和褶皱增多，颜色变深，也会像肛门里的一坨大便一样，让我们有明显的坠胀感，所以也叫作赘皮外痔。

这种痔疮很浪费厕纸。由于皱褶多，就不太能擦得干净。

结缔组织痔一般来说症状不严重，属于静止期的痔疮。发作起来，一般会被归入炎性痔或者血栓痔的范畴。但这种结缔组织痔会让肛门变得很丑、很脏、关闭不严，肠道中的液体可能会顺着肉缝渗出来，引起另一个症状：痒。

为什么把内裤塞进屁股沟才舒服

因为潮湿和瘙痒。

潮湿和瘙痒也是痔疮的典型症状。一方面，痔疮脱出，黏膜会发炎和糜烂，分泌物也会增多；另一方面，因为痔疮的影响，肛门直肠的肌肉变得松弛，或者皮肤皱褶变深，肠液可能外溢，就会出现肛门潮湿的状况。因为肠液是酸性的，它会刺激皮肤并引起瘙痒。再者，肛门不好好清洁的话，也可能导致瘙痒。如此下来，长期的刺激使得肛门皮肤逐渐增厚，最终出现苔藓样改变。

把内裤塞进屁股缝里，在增加局部清凉感的同时，能缓解肛门的潮湿问题，实在是一种非常爽的事，在没人的地方可以放心地让自己爽一爽。

前文已经简单介绍过肛周湿疹（参考《什么？肛门洗得越干净，越容易得痔疮》一节），想必大家已经见识了它痒起来会要人命的程度。

目前关于肛周湿疹是如何形成的，还没有一个统一的说法。比较重要的病因类型中，除了我们都知道的局部刺激、痔疮诱发、清洁习惯差等，还有两个因素目前被提及得比较多，一个是心理因素，一个是过分清洁。

先说心理因素。国外的很多文献报道过，肛周湿疹的发病和压力过大有关。国内也有些医生做了大样本调查，结果却发现，抑郁症患者肛周湿疹的发病率并没有比一般人高。虽然这个影响因素目前为止还存在争议，不过在临床上我们能看到的是，凡是有肛周湿疹问题的患者，都有明显的压力大、烦躁和抑郁倾向等心理问题。至少我们可以认识到，肛周湿疹容易使人们出现心理疾病。

肛周湿疹和普通皮肤湿疹不一样，从病理学角度看，肛周湿疹和皮下感觉神经的营养不良有关。所以它不是传染疾病，而是神经疾病。妇科中有一个疾病叫作外阴白斑，和肛周湿疹属于一种类型。这种疾病的瘙痒会在夜深人静的时候达到极点，特别是冬季，我们捂着厚被子睡觉的时候，那真的会让人生不如死，彻底影响人的睡眠质量。所以它会给人的心理和精神状况造成极大的损害。特别是对于中青年人群来说，他们本身压力就大，一旦患上这个病，将要在一段时间内和健康、快乐说再见了。

　　过分清洁也会出现肛周湿疹。大家是不是很奇怪？上文不是刚说肛门清洁不到位会出现肛周湿疹吗？原因在于皮肤刺激。我们的皮肤都有一层油脂保护，肛门也不例外，而且肛门的皮肤尤其脆弱，更需要保护。因为觉得肛门脏，患者会洗得更用力，以此希望肛门更干净。于是乎，患者会使用各种清洁剂洗屁屁：沐浴露、香皂、肥皂、洗发液……年轻的肛周湿疹患者大部分都有过度清洁屁屁的习惯。所以要想屁屁不痒，先停止过分清洗屁屁。温水冲洗屁屁就是最好的清洁方法。再次提醒大家，手口专用型的湿巾有超强的去油脂功效，不要用它来擦屁屁。实在要用湿巾擦屁屁，请选用阴部和肛门专用的湿巾。

　　说到这，我有个很奇怪的疑问，一直没仔细去查过文献：我能理解人类都喜欢抠屁屁和脚，因为神经分布多嘛，抠抠会很舒服；但为什么抠了之后总喜欢将手放鼻子跟前闻一闻？师父（医学生管研究生导师叫师父）说这是刻在人类基因里的，对含硫的臭味有一种超越理智的喜爱，比如汽车尾气、化肥仓库、硫黄皂，再比如你的屁屁和脚趾沟的气味……

痒 + 肛门长小花菜，才是尖锐湿疣

我出生在一个国企职工家庭。那时候没有商品房，都是单位分房。我记忆中的第一个家是一个苏联样式的建筑——红砖墙，木地板，层高很高，圆形的窗户上装饰着看不清图案的窗户贴纸。而且这种楼很先进，厨房和起居室不在一层楼。也就是说，我是出生在一个跃层房子里的。是不是很洋气？

但现实并非如此。那个房子里没厕所，上个厕所都得下单元楼，跑去 100 米外的公厕。到了晚上又没路灯，根本就是恐怖片的完美取景地。这个厕所除了给我留下很恐怖的深刻印象以外，还有一个词我记得特别清楚，就是满墙小广告上面写着的：老军医治疗尖锐湿疣。

前面说过，肛周湿疹不是传染病。这尖锐湿疣可是正儿八经的传染病了。

尖锐湿疣的病因是人乳头瘤病毒，也就是现在很多年轻人都知道的 HPV 感染。HPV 种类很多，和尖锐湿疣有关的是 1 型、3 型、6 型、11 型。它们是病毒，也是性传播疾病。注意，不是所有的疣都是尖锐湿疣，如果别人脖子上长个扁平疣，被人说得了性病，是容易起争执的。

尖锐湿疣除了性传播途径，也会通过污染物传播，像患者局部的分泌物、脱落的疣体等。比如说，疣体本身会像芽孢一样脱落，我把这个芽孢捡起来在肛门摩擦的话就会被传染。再比如用尖锐湿疣患者擦过屁屁的毛巾擦自己的屁屁等。

尖锐湿疣有潜伏期，一般是1～12个月，主要发于肛门、阴部、阴道、子宫这些潮湿部位的皮肤，也可以发于直肠，只不过相对较少。最开始，皮肤上会长个小肉瘤，然后出现瘙痒、疼痛、出血、分泌物，慢慢越长越大，最后长得和花菜表面很像。说起来它和一些痔疮的症状还有些相似，一般情况下医生看一眼就能判断出来。

尖锐湿疣很好治，不过很难治得彻底。病毒会藏在皮肤里很深，治疗时有可能会遗漏，所以尖锐湿疣的复发率很高。此外，得了尖锐湿疣最好尽快医治，因为这玩意儿比较容易变癌。很多女性都知道，宫颈癌和HPV感染直接有关，所以国家目前在大力推广HPV疫苗。

男同性恋者是最容易得尖锐湿疣的人群，因为这个病毒很喜欢在伤口上生长。肛交时，由于肛门的特殊结构及其润滑功能较差，更容易产生伤口。

我见过很多年轻人，肛门一瘙痒就很紧张，怕自己是不是接触了什么不干净的东西而得了尖锐湿疣。其实大可不必紧张。一方面大部分来就诊的患者都判断错了，很多时候得的就是个普通的痔疮；另一方面就算中标了，目前检查、治疗的方法都很成熟了，只是比较容易复发嘛。

◇◇◇

医生都有宣传艾滋病防治的义务。说到肛门传染病，我想在此说说目前关于艾滋病防治的一些知识，为人类战胜艾滋病做一些贡献。

由于我的工作性质，我接触男同性恋患者的情况比较多，其中很多人也和我成了非常好的朋友。所以我对这个群体的艾滋病防治工作通常格外重视。

HIV病毒主要存在于传染源的血液、精液、阴道分泌物、胸腹水、脑脊液、羊水和乳汁等体液中。所以我们所接触到的宣传中都提过，不洁性行为、血液、母婴是艾滋病的主要传播途径，但一般很少说得那么详细。

肛交传播疾病的风险需引起警惕，原因在于两个：一个是HIV病毒在有伤口的时候更容易感染，另一个是避孕套的保护力。

阴道由于肌肉结构的问题，本身很容易被扩张到非常大，而且表面杯状细胞丰富，分泌物很多，也就更润滑，不容易产生伤口，也不容易损坏避孕套。

肛门直肠有多层环形肌肉，本身不容易扩张，特别是从外往内扩张，内部还有齿状线这些结构，从外往里塞东西很容易造成撕裂。肛门本身分泌物少，不够润滑，我们给患者做指检时所用的沾了油的厚手套都容易破损，更别说薄薄的避孕套了，它的保护力度非常差。

这一系列原因，导致我国男男性行为者已经成为官方界定的 HIV 感染的高危人群中排名第一序列的群体了。

作为一个医生，我一直希望通过自己的努力，为联合国艾滋病规划署提出的"在 2030 年实现终结艾滋病流行的目标"献一份自己的力量。可能很多人都知道，HIV 感染现在可以阻断，所以接下来我希望能简单地给大家说清楚两件事，这对我们所有人来说都是非常重要的。

PrEP（暴露前预防）和 PEP（暴露后预防）

这两个词有什么区别呢？简单说就是，PrEP（暴露前预防）是发生风险前吃药，PEP（暴露后预防）是发生风险后吃药。

PrEP

1. PrEP 的前提条件

一定是没有感染 HIV 病毒的人。

2. 可预知的风险因素

《中国艾滋病诊疗指南》（2021 年）中所说的适合人群，包括 MSM（男男性行为者）、与男女发生性关系的男性和不使用安全套的男性、变性人等个人，商业性工作者、多性伴者、STI（性传播感染）患者，还包括共用针具或注射器或其他器具者。

实际 PrEP 应该扩展到高发病率地区的未感染人群，比如世界卫生组织发布的《政策简报：世卫组织扩大了艾滋病暴露前预防（PrEP）口服药的建议范围》[1] 就提出，在 HIV 年发病率超过 3/100 人的地区提供 PrEP 措施有成本效益，在发病率低的地方也可能同样适用。性交易、发生一夜情、非固定性伴侣的性行为，或者避孕套疑似损坏或根本就没用避孕套的性行为，或者已知家中有伴侣感染了 HIV 但本人检查后并没有感染，或者准备和别人共用注射器，或者在可能有 HIV 感染者用过的厕所停留，等等，都应该算作高风险，都可以实施 PrEP。

3. 用药和用药方法

《中国艾滋病诊疗指南》（2021 年）只推荐了一种药，包括《中国 HIV 暴露前预防用药专家共识》（2020 年）也只推荐了一种药：TDF/FTC（中文全称为替诺福韦/恩曲他滨），目前已进入国家医保目录。指南推荐了两种服药方式，每日服药和按需服药（2-1-1 方案）。

针对每日服药方式，指南只说明，每日服用 TDF/FTC 是推荐所有高风险人群采用的方案，每 24 小时吃 1 片。如有

1　Policy Brief: Pre-exposure Prophylaxis (PrEP): WHO Expands Recommendation on Oral Pre-exposure Prophylaxis of HIV Infection (PrEP)

 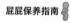

计划停止或中断 PrEP，至少要在最后 1 次风险暴露后持续用 7 天，并没有提及要提前多久吃药。查看说明书可以看到，要想让药物浓度在直肠中达到保护效果，需要连续吃 7 天，在阴道中达到保护效果的话需要连续吃 21 天。世界卫生组织于 2015 年发布的《关于何时开始抗逆转录病毒治疗和 HIV 暴露前预防指南》建议，肛交性行为者需提前 5～7 天使用 PrEP，阴道性交者需提前约 20 天使用 PrEP。

关于按需服药的 2-1-1 方案，《中国艾滋病诊疗指南》（2021 年）中也有明确说明，只针对 MSM（男男性行为者），在预期性行为发生前 2～24 小时口服 2 片 TDF/FTC；在性行为后，距上次服药 24 小时服药 1 片，48 小时再服药 1 片。其实是一种剂量翻倍的临时处理方式，只对直肠有效。

用药后必须进行基线检查、规范随访和行为评估，也就是按时间要求随访复查。

4. 效果

根据美国疾病控制与预防中心汇总的数据，每日或持续（每周至少 4 次）采取 PrEP 时，预防通过性行为感染 HIV 的有效性高达 99%。

MSM（男男性行为者）及 TGW（跨性别女性）人群中 PrEP 依从性好的受试者感染风险降低 92%。异性伴侣人群中 PrEP 依从性好的受试者感染风险降低 90%。

PEP

1. PEP 的前提条件

通常遇到风险之后，不超过 72 小时，都可以采取 PEP。

2. 风险因素

指南提到了职业暴露和非职业暴露两种高风险因素。

职业暴露。我本人在从医生涯中遇到过两次，都是给艾滋病患者做手术时被手术刀划伤。由于时间已久，当时并没有规范的 PEP，我只能采取及时清洗、消毒伤口以及半年内一直提心吊胆反复做检查的方式。我科的一位护士因给艾滋病患者治疗时被其使用过的针尖划伤，使用了 PEP。我的一位师妹也是因在手术时被用在艾滋病患者身上的手术刀划伤而使用过 PEP。还好，我们三人至今都还是健康的。

另外，缉毒警察也经常面临职业暴露的风险，比如我就真实见过吸毒人员被拘捕时手持自己用过的针头。

非职业暴露。和 PrEP 的高风险人群一样，区别是已经发生过了。比如我与别人发生了一夜情，但没戴避孕套，考虑到自己可能存在感染 HIV 的风险，这种就属于高危的非职业暴露了。

3. 用药和用药方法

PEP 的用药重点在药物选择。效果最好是在暴露后 2 小时，超过 72 小时就不需要 PEP 了。

HIV 检查是阴性的话，《中国艾滋病诊疗指南》(2021

年）推荐首选方案为 TDF/FTC+RAL（或 DTG），其中文全称为替诺福韦/恩曲他滨+拉替拉韦（或多替拉韦）；也可考虑选择 BIC/FTC/TAF（中文全称为比克替拉韦/恩曲他滨/丙酚替诺福韦）。

连续服药 28 天。4 周、8 周、12 周和 24 周后分别检测 HIV 抗体。如果有持续感染的风险，28 天服药期结束后要开启 PrEP。

4. 效果

《中国艾滋病诊疗指南》（2021 年）中没有明确说明 PEP 的效果。我在查单片成药的相关文献中找到了长期病毒学抑制率达到 99.2%～100% 的相关文献。文献中也有说明，因为很多药物含有新型的抗病毒成分，所以出现耐药的情况非常少，而且副作用很小，很少有因副作用停止治疗的情况，可以说在抑止病毒复制这一项上取得的成果令人非常满意。

总结：通过介绍 PrEP 和 PEP，我希望大家能够了解，艾滋病现在并不是一定会致命了，大家也不必对这个疾病过于感到恐慌。完成联合国艾滋病规划署的任务目标也并非不现实。一个传染病，如果治起来有困难，我们就预防。如果预防有困难，我们现在还有补救措施。就算补救有困难，治疗方案大部分都是有效的。

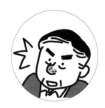

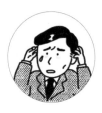

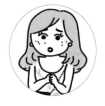
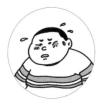
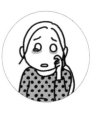
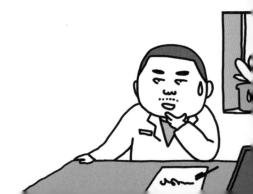

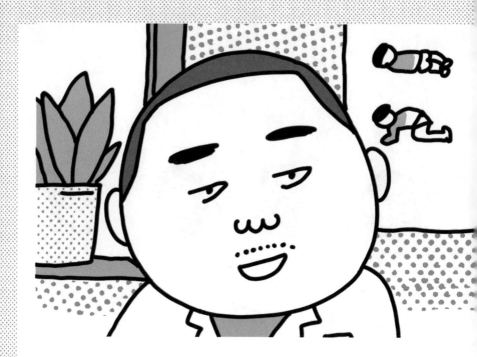

Chapter 4

第四章　除了对抗地心引力，还可以做什么—— 如何自我保健和治疗

克服嘴瘾

想必读者朋友们最关心的，还是怎么保障屁屁不生病。

首先我们要从吃入手。肛门直肠毕竟还是属于消化系统，调整饮食在保护肛门直肠健康中起到的作用应该是最大的。

那么，针对屁屁的饮食养护，我们主要需要注意三个方面。

尽量减少刺激性饮食

大肠表面是薄薄的黏膜，肛门表面是脆弱的皮肤。来自食物的刺激是它们最为惧怕的。

比如说辣。如果是偶尔少量的辣刺激，问题不大，虽然也会造成一些肠道的炎症反应，但至少不会产生长期刺激。但长时间的大量刺激就容易出麻烦。我有一位好朋友，长得非常漂亮，但她也非常不幸，4年前被我这个糙汉子割了痔疮。发病原因是连续5天每天2顿吃火锅，炎症导致嵌顿痔，并且在肛门处卡住坏死了。

又比如吃东西比较粗糙，不太在意吃进去的硬物。我们的消化道在面对硬物时有着天然的自我保护能力，比如当我们用长银针做腹部针灸的时候，我们并不担心会造成肠穿孔，就是因为肠道天然地会规避硬物伤害，从而能够躲避针的刺激。硬物进入体内后唯独在两个地方——咽部和屁屁容易卡住。

我们都知道咽部容易卡鱼刺，但实际上屁屁比咽部更容易卡鱼刺，而且一旦屁屁周围被鱼刺扎出一个小眼，就会得肛周脓肿。在肛周脓肿手术中，我经常从患者的脓腔里取出很多鱼刺。这种硬物造成的肛周脓肿特别容易复发，因为它扎出的伤口可能不止一个，不仅和一般的肛周脓肿不一样，还特别不好找原发病灶。在硬物对屁屁的伤害中，最常见的其实不是鱼刺，而是另两种食物。首先一种是枣核，这种两头尖的硬物，结构、大小都使得它特别容易卡在屁屁处，并且还是两头刺进肉里，不太好取出。第二种是鸭骨头，鸭骨头比鸡骨头更扁、更尖锐，简直就是一把小刀。所以我们吃东西的时候，对枣核、鸭骨头、鱼刺这类尖锐硬物要特别小心。

多吃蔬菜和水果

肠子表面是黏膜，下面就是肌肉了，而且大部分还不是我们能控制的肌肉。肌肉受到锻炼会更强壮，所以我们需要给肌肉健身，也就是加强肛门直肠肌肉的运动负荷。这样做的原因有两点。

一方面，肠道一般会将不好消化的东西看作异物，于是就会加快蠕动以把这些东西排出体外。所有的异物中，最健康的就是植物纤维，即蔬菜和水果。所以，多吃蔬菜和水果会让肠道加速运动起来，是对肠道肌肉非常有益的一种良性刺激。

另一方面，蔬菜和水果会让大便蓬松、粗壮、润滑，排出的大便更粗大，过程也更顺畅和轻松，这对肛门处的肌肉也是一种良好的锻炼。

所以我建议大家进一步加大蔬菜和水果的摄入量。有人认为自己没时间吃水果或者没机会吃水果，我的建议是把水果剥皮后切块，在正餐中当个加菜。我国居民的正餐饮食以咸味为主，加个甜食也会均衡口感。还有人认为吃生冷水果的话肚子会不舒服，这个也简单，现在不是有微波炉嘛，吃前不妨加个热。特殊人群如糖尿病患者不能吃太多水果，可以加大蔬菜摄入量，从现在起把蔬菜摄入量翻倍，饱腹、减肥又健康。

增加饮食种类

这一条是为了维持我们消化道菌群的健康。菌株种类越丰富，菌群在我们体内起到的作用越大，互相之间限制越多，我们消化道菌群的动态平衡就越科学。更复杂的饮食种类摄入会制造更复杂的菌群结构，进而保证大便的质量更好，不容易出现拉稀或便秘。同时菌群对全身健康的维护作用也就更强。

随着现代人的工作越来越忙碌，个人可支配的时间越来越少，我们的饮食越来越倾向于加工化、单一化。医学研究对美国人的消化道菌群种类做了对比，2010 年的人比 1980 年的人消化道菌群种类减少了 80% 之多。因此，专家建议每天摄入的饮食种类尽量要达到 40 种，连一颗胡椒粉都要算进去，大家可以以此为目标试试看。

现代人还有一些苦恼，可以说完全是身不由己的，我们都知道某些行为如应酬喝酒对屁屁甚至对整个身体都不好，但能怎么办呢？别急，还是有办法的。

克服酒精的诱惑

我是一个深受职场酒文化荼毒的人，说起来也是非常无奈。

我刚开始工作的时候，因为频繁喝酒 1 年内体重暴涨 60 斤。脂肪肝、高血脂、高血压齐上阵，小毛病更是不在话下。甚至有一段时间，我感觉自己已经染上了酒瘾。每天都感到焦虑和烦躁，焦虑晚上跟谁喝酒，最宝贵的时间全部用在喝酒上。

直到体重增长和血压升高都无法控制，失眠、烦躁、焦虑愈加频繁，我才深深地意识到是时候离开酒精了。

我的办法很笨，就是把长期喝酒的关系都给断掉。原以为这样会对我自己的前途和未来产生非常大的影响。但我躲开了之后，才发现大部分的人都和我一样，对酒精深恶痛绝。所以，离开酒场不要有什么负担。

◇◇◇

放不下酒局或者无力抽身该怎么办呢？不要怕，我也有小窍门。根据酒精在体内的代谢方法，我们可以采取一些不那么危害健康的饮酒方式。

怎样科学减弱醉酒反应和酒精对人体的伤害

 喝慢点，喝少点

我们喝的酒中最主要的成分是乙醇。乙醇的吸收在口腔中就开始了，大部分是在胃中吸收，而且吸收得非常快。进入血液的乙醇会在肝脏中被酶代谢成乙醛，乙醛会被代谢成乙酸，乙酸最后会被代谢成二氧化碳和水。这就是酒精的正常代谢过程。

但关键问题是，人体内代谢乙醇的酶就那么多，它的生产过程也是需要时间的，所以我们喝得越快、越多，没有被代谢干净的乙醇也就越多。这些没有被代谢干净的乙醇、乙醛就是我们屁屁以及全身受伤的罪魁祸首。包括醉酒反应，也是它们没有被代谢干净造成的。所以少喝＋慢喝是最重要的。

🤕 尽量喝品质好的酒

中国的酒文化博大精深，不同酒之间也有着各种各样的口味和口感。这些口味和口感一般来说归结于酿造工艺，其实说到底就是酒中杂醇的比例问题。这些杂醇十分丰富，一瓶酒中就能有上万种。但是好酒贵在哪里呢？就是贵在更优秀的杂醇配比、更好的酿造工艺和更科学的添加剂成分。这类好酒能加速人体中的醇类代谢，从而大大降低喝酒对屁屁和全身的伤害。

🤕 不要喝太甜的酒

我们一般认为甜酒更顺口，但它会更容易使人把握不住摄入量。而且太甜的酒还有一个问题：糖能加速胃对酒精的吸收速度。所以常喝酒的人都知道，越甜的酒越容易让人醉。

🤕 喝酒之前吃点东西

老一辈的"酒仙"们经常使用的一个小窍门，就是喝酒之前先喝牛奶，这个做法是有道理的。牛奶能保护胃黏膜，在胃黏膜上覆盖一层奶膜，这样就能够减缓胃对酒精的吸收速度，从而留给肝脏更多制造酶的时间。

喝酒之前和喝酒之后增加粗纤维饮食

读到这大家已经都知道，酒精会造成胃和肠道的炎性反应，这些炎性反应要么会让我们拉稀，要么会让我们大便干结，最后交代给我们一个拳头大的痔疮。所以日常生活中应该多吃蔬菜和水果，以让大便解得更轻松，肠道运动更快，排泄更通畅，尽最大可能减少酒精对肠道的刺激，相当于一个补救措施。

◇◇◇

说到底，其实最好的办法还是要少喝酒。目前世界卫生组织已经证实，酒精对人体没有一丝一毫的益处，以往所谓的适量饮酒能够促进血液循环等优点，其实都是伪命题。

克服便秘

便秘是个值得再写一本书的问题。便秘患者数量众多，对应药物特别多，治疗方法和偏方更多，但最终还是个世界级的难题。

便秘主要分为三种类型：出口梗阻型便秘、慢传输型便秘和混合型便秘。大部分患者得的都是混合型。

关于出口梗阻型便秘我们大概都了解了病因（参考第二章中《复杂的肌肉与血管》一节），它一般是肠道或者肛门长东西被堵住，或者肌肉痉挛导致无法放松以促排所造成的。这些在临床中都比较容易检查出来。

慢传输型便秘就很麻烦。什么原因造成的慢传输呢？我很负责地告诉大家，是因为滥用通便药物。注意，是滥用，指不合规范地大剂量、长时间使用一些通便药物。90%以上因便秘来就医的患者，都存在长期滥用通便药物的问题。国内国外都一样。而且"90%"这个数据可以说还是保守估计。

便秘的诊断标准

首先给大家介绍一下全球最权威的便秘诊断标准——《功能性胃肠病罗马Ⅲ诊断标准》，其中 C3 功能性便秘诊断标准为：

1. 必须满足以下 2 条或多条：

   a. 排便费力（至少每 4 次排便中有 1 次）。

   b. 排便为块状或硬便（至少每 4 次排便中有 1 次）。

   c. 有排便不尽感（至少每 4 次排便中有 1 次）。

   d. 有肛门直肠梗阻和（或）阻塞感（至少每 4 次排便中

有 1 次）。

　　e. 需要用手操作（如手指辅助、盆底支撑）以促进排便
（至少每 4 次排便中有 1 次）。

　　f. 排便少于每周 3 次。

2. 不用缓泻药几乎没有松散大便。

3. 诊断肠易激综合征（IBS）的条件不充分。

　　上述情况需要注意的是：（1）病程至少 6 个月，而且近
3 个月一直在发病，不包括间断的情况；（2）排便每周少于
3 次，这实际上说明，超过 2 天才解 1 次大便就不正常了，2
天 1 次属于正常情况；（3）肠易激综合征的主要鉴别要点是
有便前腹痛，便后得到缓解，没有这个症状且符合其他条件
才是便秘，不然则是肠易激综合征。

　　凡是不满足以上标准的，请注意，你还没到便秘的程
度，仅仅是大便干燥而已。不要随便判断自己得了便秘。

表 1　布里斯托大便分类法

第一型	一颗颗硬球（很难通过）
第二型	香肠状，且表面凹凸不平
第三型	香肠状，且表面有裂痕
第四型	像香肠或蛇一样，且表面很光滑
第五型	断边光滑的柔软块状（容易通过）
第六型	粗边蓬松块，糊状大便
第七型	水状，无固体状（完全呈液体状）

◇◇◇

接下来，进入大家最关心的正题——怎么有效缓解便秘。

常见通便用药

有关通便用药分类，我查阅了很多专业文献和教科书，分类很混乱且多有重复。因此根据便秘药物的治疗特性和副作用，我整理并选用了如下的分类，仅供一般参考。

矿物类

临床上以硫酸镁和十水合硫酸钠为主。这类药物的疗效简直是"稀里哗啦"的！硫酸镁在临床中很少内服，一般多用于输液和外敷。我们也会告诉患者，千万别吃，小心拉脱水。

十水合硫酸钠就常见多了，比如现在的开塞露多含有硫酸钠和甘油成分。中药中有一味药就是十水合硫酸钠，名叫芒硝，用于疏通好几天没解的干结陈便，注意用量，1次只能服3克，需用凉水兑服。

这里我暂时列举两个常见的药物类型，但注意，由于这类药物的药性太猛，一定要在医生指导下服用，不然小心妈妈的话成真：拉得掉进厕所里。

🙂 润滑剂

说白了就是各种油脂。民间有喝香油来润滑肠道的说法，这是有科学依据的。常见的医用甘油和石蜡油，有喝进去的，还有灌肠使用的，对小孩子也没啥副作用，只是用多了容易拉肚子。我想在此提醒一句，灌肠是侵入性操作，建议由医护人员进行。侵入之前要先润滑，即先在肛门处挤一点儿再慢慢塞进去。

🙂 高渗剂

其实这一类包括上述的矿物类，但我想强调的是其中的乳果糖。乳果糖如其名，是乳糖和果糖的混合物，由其代谢物乳酸来提高结肠内渗透压。简单来说就是，让肠道中乳酸数量高于细胞，从而把细胞中的水分吸出来。同时还能使粪便蓬松，有些专家也把其归为膨松剂一类。

🙂 正儿八经的膨松剂：聚乙二醇-4000

我国以聚乙二醇-4000为原料的产品有很多，学化学的朋友应该熟悉这个东西。4000表示一个分子抓住4000个水分子，让其体积膨胀，从而使大便蓬松，让大便中的水分不被肠道吸收。

聚乙二醇-4000作为一个标准的大分子具有极其稳定的形态，不易被消化和吸收，也不易被分解，所以基本无副作用，怎么吃进去就怎么排出来。由于其吸收水分的特性，临床上医生均要求患者依据说明书加倍饮水，有时会吓唬患者说，不多喝水的话这个药就会把肠道的水分吸干（我还没吓唬过人但确实会嘱咐患者加倍饮水）。现在多用于肠镜前灌肠，患者住院后服用聚乙二醇电解质散，一次口服 137.5 克，可见用量之大。

总的来说，大量吃，能直接清洗肠子；少量吃，有利于通便。临床上是想吃多少就吃多少，只要你不怕拉。这个药相对来说很是温柔。

🙂 植物纤维

主要来源于各种蔬菜和水果。目前各种国际、国内的消化会议都越来越强调肠道菌群的作用。纤维就是肠道菌群的饲料。菌群分解纤维时所分泌的水分和黏液就是大便的天然润滑液。另外一些不能被分解的纤维就是大便的天然膨松剂。

之前，我买过 6 斤樱桃（不考虑果农的秤准不准），一个人花了两天吃完。如果你想要体会吃水果来通大便的效果，先吃到这个量再说。现在市面上还能直接买到水溶性膳食纤维，它也可促进排便。

🫠 重头戏：蒽醌甙

市面上常见的减肥药、清火药、润肠茶、通便茶、清宿便药、芦荟胶囊、番泻叶等都属于蒽醌甙类药物，没有药学基础的人去药店买通便药，买到的几乎全都是这些。这种药也叫接触性泻药，旧称"刺激性泻药"。

请认真听：蒽醌甙类药物实际上是我们解决干结大便的理想药物，它能直接刺激肠道神经疯狂蠕动，这样既避免了水分被吸收，又可以加速排便。但是要注意！这个药物对肠道来说是毒品，长期大量使用后会伤害肠神经。用得越多，肠道的蠕动功能就越差。而且这个东西只刺激结直肠，也就是我们塑造便便的地方。所导致的典型病变是大肠黑变病。排便习惯纠正起来极其痛苦和漫长，甚至绝大多数患者不能自行纠正，饱受便秘的折磨。相关文献统计，中国便秘患者中 80% 都有滥用通便药物的情况。受这种药困扰的患者，药不能停，停了就拉不出来。

😐 中药方剂

看清楚！是中药方剂！指的是有正规执业医师资格证的中医给患者开的汤头。中医看待便秘有热结、血瘀、气滞、精亏、气血虚、阴虚等多种辨证，因辨证不同而对应有软解散结、清热泻火、补中益气、温阳补肾、滋阴润肠等多种方案。中药方剂目前是解决顽固性便秘的非常有效的方法。

日常保健与药物用法

😐 偶尔大便干结、难排，其他时候基本正常

这种情况的大便干结和饮食密切相关。你要做的就是多吃蔬菜和水果，而且尽可能多摄入些不同种类的果蔬，以使肠道菌群恢复正常。不想使用药物促排的话，也可以使用水溶膳食纤维或者家用益生菌类保健食品。严重者可以吃聚乙二醇-4000或者乳果糖类药物。

吃多少药物合适呢？我给患者定过很多服药目标，但其实就一条，吃到拉粑粑不再费劲为止。坐上马桶后能立刻排便了，就停药。

糖尿病患者请注意水果摄入种类和摄入量，具体请咨询内分泌科的医生。

😟 大便干结时有发生，比较频繁

这种情况下，患者自我感觉和饮食关系不密切，但又不构成便秘的诊断。

这时，我们医生痛恨的蒽醌甙类药物可以登场了。蒽醌甙类药物在临时解决大便干结、排便困难这个问题上的效果非常明显，注意不要长期大量使用，也就是不要1天3次，每次3片，连吃1周这种。毕竟，慢传输型便秘的主要原因就在于蒽醌甙类药物滥用。而便秘呢，大部分都包括药物使

用不当的因素。也就是说，只要不滥用蒽醌甙类药物，你基本不会和顽固性便秘沾边了。

那怎么避免药物滥用呢？我的建议是，患者按说明书先吃一天的疗程，第二天没用，那就不要再吃了，改服其他药物。

但请记住：增加纤维摄入来调整肠道菌群，才是解决大便干结的根本。

痛苦万分，粑粑卡住了

主要症状包括明显的腹胀感，4天以上没有排便。粑粑卡在肛门过久的话吃药就不可行了，这时需要借助其他手段，比如去医院灌肠、掏出粪便（对，医生用食指伺候你的屁屁）。

同时也请注意其他问题的可能性，比如伴有剧烈的腹痛，就要考虑肠梗阻的问题了。肠梗阻是个大事，自己不能排除的话一定要去医院做影像检查。肠梗阻、胰腺炎、阑尾炎等疾病都会出现拉不出便便，伴随剧烈腹痛的情况。

排除肠梗阻的可能之后，蒽醌甙类药物以超级英雄的形象再次降临。

最常用的便是番泻叶，可以说没有它通不出来的便便。但要注意用量，3克便足够了。具体方法是，取5~8片叶子以温热水泡后喝掉即可，不要搞太多，不然会拉得屁屁疼。

其次，推荐的是聚乙二醇-4000。聚乙二醇-4000在剂量上没有特殊的要求，完全可以依据个人情况调整用量。市面上一般是 10 克 1 包，每次 1 包，1 天 3 次。做肠镜检查前患者口服聚乙二醇电解质散的剂量是 137.5 克，泡 2 升水，需在 1 小时内喝完。所以，聚乙二醇 -4000 还是相对安全的，同时务必多喝水。

此外，还可以上一些猛料：高渗剂，临床常用的包括乳果糖、硫酸镁和十水合硫酸钠（芒硝）。乳果糖理论上说长期服用没问题。矿物类药物中常用芒硝，但也需要配合中药使用，通常不建议患者自行使用。

大家还要注意一个问题，拉得太厉害会出现电解质紊乱。怎么判断电解质紊乱呢？临床检查会通过验血来诊断。发生电解质紊乱时人会出现没力气、四肢麻木、表情淡漠、嗜睡等症状，严重时会危及心脏和肾脏，太严重则可能危及生命。口服补液盐是市面上能买到的比较安全的纠正轻度电解质紊乱的药物，在使用上述药物时可以配合使用。

还是要提醒各位：增加高纤维饮食是便便通畅的基础。服用药物时也要注意电解质紊乱的问题。

☺ 真正的便秘

真正的便秘患者很多都有蒽醌甙类药物的长期滥用问题，但很多长年便秘的患者又不能直接停药，直接停了会拉不出来，病情会加重。那么，我们需要找一些替代药物。

我建议的方式是：首先，大量摄入纤维要一直进行；其次，逐渐减少蒽醌甙类药物，或者用替代药物。比如患者1天本来吃3次蒽醌甙类药物，现在剂量减半或者减少2次，用乳果糖或者聚乙二醇-4000来替代，慢慢过渡到3天内不解大便才用蒽醌甙类药物，3天内能解就尽量不用蒽醌甙，最后彻底停止蒽醌甙类药物；再次，配合心理调整和运动。便秘患者多数有心理障碍，和便秘症状互相影响而造成恶性循环，患者往往被排便这么日常的问题折磨到不行。我们要知道，粑粑没毒，粑粑也不会去其他地方，它就在肠子那儿，只不过会变干而已。年轻人趁早养成运动习惯，一方面能增加肠蠕动功能，另一方面也能对抗便秘对心理造成的不良影响。最后，如果什么办法都不管用，就上终极大招：别管肛肠科医生会不会翻着白眼看我们，走，去找他们灌肠。

对抗便秘的过程极度漫长，但患者一定要有信心，做好心理建设。治疗和纠正的周期都是以月为单位的，两年内如果能调整到一个满意的排便规律就是胜利！

😷 出口梗阻型便秘

单纯的出口梗阻型便秘或以出口梗阻型便秘为主的混合型便秘大概占便秘问题的10%。因为排便困难会加重肛门、直肠重要肌肉的痉挛，所以，绝大多数便秘多多少少都伴有出口梗阻的问题，比如肛门内括约肌痉挛、耻骨直肠肌痉挛。肠道肿瘤也算是出口梗阻的一个类型。这种便秘需要由医生诊断，甚至要通过排粪造影等技术手段才能确诊，有时需要手术治疗。

便秘目前是世界级难题，医学界多年来一直讨论不出来有效的解决办法，然而中药的疗效却相当耀眼。我在学校时其他学院的某些老师没辙了就会说："你去中医学院看看，用中医方法能不能发生什么奇迹。"

克服长期拉稀

拉稀会让大便次数变多，增加肛门的压力，肛门和直肠末端由于稀便的刺激会出现很严重的炎性反应，进而导致痔疮或者使得痔疮加重。

首先我们要给拉稀一个完整的定义：所有的大便不成形其实都可以叫拉稀，范围从不成形的大便到水样大便。

拉稀的主要原因是肠道的吸收功能出现了问题，所以患者总是自称消化功能不好。说到底，拉稀的主要原因就是肠道的炎性反应。

长期拉稀的原因

根据上述对拉稀原因的描述，引起我们大便不成形或者拉稀的因素太多太多了，所有会引起肠道刺激的问题都有可能导致拉稀。我们一起来捋一捋。

急性直肠炎

急性直肠炎，就像名字一样，症状发作时是比较急剧的，而且很严重，引起腹痛、腰痛，大便稀如水，伴有血丝和黏液，甚至排尿都会引起疼痛。

急性直肠炎大多源于细菌感染。对于肠道感染的治疗，特别是在家自己应对常见的肠道感染，我有很多话要想叮嘱大家。

急性肠炎发作时的主要症状是拉稀和腹痛。拉稀就会造成人体内水和电解质的大量流失。所以对于这种急性的肠道感染，最主要的治疗并不是直接上抗生素杀菌，而是要补充足够的水和电解质。因此，无论遭遇什么程度的拉稀，第一条治疗原则一定是大量喝水、补充电解质和止泻。

由于肠道对于菌群的调节能力是非常强的，并且细菌和细菌之间也有互相限制和调节的能力，所以在急性直肠炎并不是非常严重的情况下，我并不主张第一时间用抗生素。因为抗生素也会把肠道的正常菌群给杀掉，它是不分敌我的。所以，现在抗生素的使用权牢牢掌握在医生的手中，在普通的药店购买抗生素是非常困难的，这也和我国患者多年来长期滥用抗生素的问题有关。

那怎么样来判断自己是不是应该去医院找医生开抗生素？有这么几个指标：发烧，拉稀严重，出现心慌、胸闷等症状，都应该去找医生看一看电解质是否紊乱了。

😀 慢性直肠炎

长期反复的急性直肠炎，就会发展成慢性的直肠炎。慢性直肠炎最典型的表现就是在直肠的黏膜上出现颗粒状的炎性增生。这种炎症会造成患者长期大便不成形（甚至完谷不化），出现腹泻与便秘交替，粪便含有黏液或者血丝，感觉下腹或骶尾部的坠胀、疼痛等症状。这些也是痔疮加重的罪魁祸首。

如果患了慢性直肠炎，我们就要调整成清淡、产生粪渣少（少渣）、营养丰富、无刺激性的饮食。并且还要做到心情愉悦，劳逸结合，也就是要休养。如何服药等就交给医生来判断。需要提一句的是，中医在治疗慢性结肠炎的方面是比较有优势的。

😀 放射性直肠炎

这种疾病除了出现在长期接触放射性物质的人身上之外，最常受困扰的就是接受放疗的患者。放射性直肠炎患者除了长期的大便不成形之外，还有可能出现肠黏膜的溃疡、坏死等情况，所以出血会比较严重，排便次数会非常多，而且可以明显地找到和放疗有关的症状规律。

治疗上除了常规的清淡、少渣、少刺激性的饮食，以及调整心情之外，还可以尝试中医治疗。现在很多肿瘤学专家都不断强调放疗之后配合中医治疗的效果。

肉芽肿性结肠炎

这就是大名鼎鼎的克罗恩病。目前关于这个病的原因还不明朗。主要表现是病变呈阶段性，常见症状有肉芽呈肿性、溃疡性、坏死性和瘢痕性，这些会引起肠腔狭窄和梗阻，也可能引起肠道感染，甚至形成肛瘘。患者可能出现低烧症状，但找不到原因，也没有其他特殊症状。有的患者会出现体重减轻、乏力、腹泻、腹痛、便前轻度绞痛但便后得到缓解等症状。一般来说，患病的时间周期比较长。要想诊断这种疾病，需要做肠镜检查，即取下一部分病变组织做活检。

治疗相对麻烦，克罗恩病需要患者格外注意补充营养。

溃疡性结肠炎

溃疡性结肠炎可能是我们多数人经常听到的一个相对比较严重的炎性肠道疾病。经常有一些朋友会向我咨询他是否得了溃疡性结肠炎。溃疡性结肠炎主要的症状是腹泻、粪便带血及黏液。发病的缓急没有一个非常突出的特点。诊断需要做肠镜来辅助。

溃疡性结肠炎分为急性期、慢性期和缓解期。急性期时要注意纠正水和电解质紊乱的问题，它和急性的腹泻很相似。平时患者要注意高蛋白＋少渣的饮食，并且要补充各种维生素，还要注意休息。

有意思的是，溃疡性结肠炎的发病率并不高，但是不知是因为这个名字念起来特别顺口，还是因为特别容易被患者误解，很多患者总是会自认为得了溃疡性结肠炎，或者宣称自己得了溃疡性结肠炎。溃疡性结肠炎一般需要通过肠镜和病理检查才能诊断。

🙂 大肠良性肿瘤

大家应该都了解，良性肿瘤不是癌，恶性肿瘤才是癌。

单个较大的良性肿瘤或者息肉以及多发性的息肉有可能引起大便变稀。这是由这些肿物直接刺激肠道黏膜所引起的炎性反应。

我在平时看诊过程中发现，患者对于肠息肉的态度常常处在两个极端：一种是完全不管它的存在，另一种是非常紧张、焦虑。

肠息肉除了和遗传因素有关，其实大部分还是和肠道的炎性刺激有关系，包括食物和微生物感染的刺激。目前来看，肠息肉大多发生在 40 岁及以上的人群中。比较可怕的事情是，除了有些时候会出现轻微的腹痛和轻度稀便以外，肠息肉确确实实没有给我们带来多余的症状，大多数都是通过肠镜发现的。所以我建议，如果年龄到了 40 岁，可以考虑每 2～3 年在常规体检当中加入肠镜和胃镜的检查，以尽早发现息肉。如果有胃肠道肿瘤的家族史，那么做检查的年龄需要提前。虽然胃肠道息肉不一定变癌，但肠癌和胃癌确实有很大一部分是从息肉发展的。

如果发现了肠息肉怎么办呢？切掉。现在切息肉很方便的，只要不是特别多或特别大的息肉，都可以通过肠镜直接切除、烧掉或者夹掉。

🙂 大肠恶性肿瘤，也就是肠癌

肠癌引起的大便变稀，早期是癌肿刺激肠黏膜导致的。所以伴随肠癌出现的大便变稀在癌症早期会有很明显的大量黏性分泌物。而肠癌晚期引起的大便变稀，主要是癌肿堵塞肠道所引起的。这个肿块和一般的良性肿瘤有所区别。癌肿偏硬，在肠道里生长到比较大的程度之后，它就会堵塞肠道，已成型的大便就过不去，于是慢慢会被肠道吸干水分，最后形成硬结。此外，肠道中的水会从硬结大便旁边通过癌肿的缝隙流下来。这种稀便通常里面没有什么固体，而是大量的粪水，伴有陈旧大便的恶臭气味。再者，肠癌患者排便过程中经常会夹杂陈血。

肛门直肠狭窄

肛门直肠狭窄所引起的大便变稀和肠癌所造成的大便变稀的情况很相似。也是由于肠道堵塞导致成型的大便下不来，粪水却可以流下来，所以我们看到的是很陈旧的粪水。

一般成年人的肛门直肠不会无故出现狭窄情况，这种狭窄多半是由外伤和手术造成的。

直肠下段的粪便潴留

也就是指直肠下段和肛门被粑粑卡住了。

这种情况和肛门直肠狭窄一样，也是因为硬物堵住了通道，所以会流出大量的粪水。和我们常见的拉稀不太一样，这种粪水的流出一般不受患者控制，甚至还没有感觉就已流下一腿。大部分患者会伴有明显的排尿困难，然后感到肛门坠胀，这是因为直肠末端堆积太多大便，挤压膀胱口。

肠易激综合征

肠易激综合征是一种发病缓慢且发作时间较长，大便稀和大便干反复交替出现或者偏向其中一种，并伴有明显的便前腹痛、便后缓解症状的疾病。

关于肠易激综合征是怎么发展的，目前还不清楚，什么原因引起的也尚不明确。甚至在做肠镜和病理学检查时也发现不了肠道的任何异常情况。所以这也是一个非常麻烦的疾病。国外很多专家一直认为肠易激综合征的发病与压力等心理因素息息相关。我们在临床上也能发现，大部分患有肠易激综合征的患者有工作和生活压力较大、失眠、健忘、消瘦等情况，中青年群体发病率明显偏高。但也有人做过研究，收集了大量的抑郁症患者的资料，结果并没有证据表明肠易激综合征在抑郁症群体中的发病率比正常人要高。所以，它是不是和压力或心理问题有关，目前证据还不明确，医学界对此没有非常权威的说法。不过长期坐消化科、肛肠科门诊的医生中，大部分都还是认为肠易激综合征和压力应该有关。

所以目前针对肠易激综合征的治疗，首先是需要对症，拉稀就要止泻，便秘则需通便。其次是增加心理干预，用以帮助缓解患者的烦躁、焦虑和压力大的情况。中药在肠道疾病当中，特别是肠道的疑难杂症当中一直起着非常重要的作用。欢迎大家继续"折磨"中医科医生。

我院的中医博士对我时不时就把疑难患者喊到他那去吃中药的行为表示不满，甚至曾经质问我："你一遇到困难就让患者到我这来碰碰运气，你到底把中医当成什么了？"我一般会非常严肃地回答他："现代医学的重要辅助治疗手段。"

克服大便焦虑

我一直有一个感觉，不知道大家是否和我一样。我觉得自己小时候比现在的孩子幸福得多。除了没有那么多作业也同样可以长大之外，我们那时候还有一套非常完整的生理卫生课。

这一套生理卫生课不单单为我们认识自己的身体和了解两性知识打下坚实的基础，我甚至觉得这给我未来的就业指明了方向。在我初一这一学年所有的生理卫生课中，给我留下印象最深的一句话是，老师要求我们每次解完大便之后，一定要做到回头看。现在看来，当年的老师真的很有健康意识。

肛门直肠作为排便的直接器官，在观察大便的质量和情况时，基本就能了解整个肠道和肛门健康的情况。虽然不至于每一次我们都要忍住恶心回过头去看，但偶尔看一看，特别是在我们屁屁不舒服的时候，这样回头去观察一下，对我们的健康还是有非常大的帮助。那我们主要看什么呢？我给大家总结了表 2。

表 2　大便质量分析表

一级分类	二级分类	标准	建议
大便质量	质地	水样便，完全是水	拉稀了，注意补水和电解质
		米糊糊	嗯……可以吃点益生菌
		特别软的棉花糖	饮食有点刺激
		香蕉	鼓掌
		干腊肠	该吃水果了
		麻花	昨天没吃蔬菜，今天该吃了
		台球	不想给我贡献手术费就快改正生活习惯
	颜色	白	不是吃了钙片就是吃了益生菌，总不可能是吃了大骨头吧
		黄	欢呼
		深	昨天光吃米饭和面条了吧
		暗红	应引起警觉，连续观察 3 天都如此，并且能排除饮食影响的话，要去医院看看
		沥青一样黑得发亮	应引起警觉，密切观察。闻闻有没有铁锈味和酸味，有没有伴随腹痛，不排除消化道出血的可能
	气味	清爽	庆贺
		酸爽	肉吃多了
		腐臭	可能有感染，需要清淡饮食
		陈旧的恶臭，口气都有这个味道	便秘
		铁锈味的酸臭	警觉，密切观察，可能是消化道出血
		基本没味道	昨天吃益生菌了吧

一级分类	二级分类	标准	建议
大便质量	黏液	少量无色黏液	是不是很爽
		大量无色黏液	观察几天，有可能是因为肠子受刺激了
		大量黄色黏液	肠道炎症的典型表现
		带血黏液	如果有腹痛等症状得赶紧去医院
	血	鲜血量少	体会一下屁屁有没有不舒服，估计是痔疮。请去医院
		鲜血量大	别想了，抓紧时间去医院
		陈旧性血或带血黏液	去医院
		吃了火龙果或蕹菜	回忆一下，观察 2 天
排便舒适度	时间	快而通畅	给爸妈、老婆和孩子发个红包庆祝吧
		慢而费力	多吃蔬菜和水果
		坠胀，想解又没有	连续出现的话，可以去医院检查一下了
		准备抱着马桶过日子了	短期出现多半属于拉肚子。长期出现则要去医院诊断
	心情	爽	那就发红包吧
		一般	明天再接再厉
		恨自己长了屁屁	还好，多半是短时间内出现的问题，自己调整不好可以去医院
		焦虑	慢性问题是需要医生帮忙的哦
		对排便丧失信心了	找肛肠科、心理科、营养科医生聊一聊

我们必须清楚地知道自己大便的情况，因为它代表着身体出现的变化，这样做的最终目的是帮助克服焦虑的情绪。

现代人的生活节奏太快，压力非常大。我们每天浏览微博的信息量肯定是远远大于 20 年前的 3 份报纸的。刷 1 小时抖音的过程中，甚至可以快进看 6 部电影。我们工作时每天收到的文件量，据称比我们的父母在 20 年前每天收到的文件量多出 6～7 倍。这样看来，说压力大也完全不过分吧。所以我们现代人的最大特征是什么？焦虑。

排便总是会让人无比焦虑：便秘会让人焦虑，长期拉稀会让人焦虑，大便次数多会让人焦虑，肛门坠胀会让人焦虑，便血也会让人焦虑。而且这种焦虑会形成一个恶性循环。比如，我这一段时间排便次数多了，我就会猜疑自己有肠道疾病，我的焦虑会引起排便的次数更多、质量更差，我就越来越焦虑。反复地回头看也会焦虑，忍住恶心去观察大便是什么质地、什么形态，越看越不对劲（就像我老婆每天看我感觉越看越丑是一个道理）。

所以我列出表 2，是为了方便大家作为参考来对照。如果你真的觉得自己的大便质量有问题，那代表了什么呢？对照看一看就知道了。

让你的心脏跳到 120 次，每天坚持半小时

运动对我们全身都有好处，当然也包括屁屁。

我们的身体是很顽强的，它有一定的韧性。反复去折磨它的话，会让这个韧性的上下区间变得很大。

肠道也是一样。反复的良性刺激，比如合理数量的菌群，或者大量摄入的肠道不能消化的植物纤维，高强度运动造成的身体各种激素的旺盛分泌，都会对肠道的肌肉动力、神经的敏感程度和细胞分泌的活跃性有极大的帮助。对肛门也是同样如此。运动能增强肛门周围神经的活性，肌肉的力量和灵活性，以及皮肤分泌物的保护力。

虽然现代人压力越来越大，时间越来越少，但是近年来人们对运动的热情和激情是越来越高涨的，不信你可以看看现在成都还有人多少天天坐着打麻将。健身房、游泳馆和篮球场已经遍地开花。

还有一个明显的改变，就是随着对知识的需求变多，信息收集的渠道也越来越多，大家对运动科学性的关注度也就越来越高。就比如，老是有人问我深蹲会不会加重痔疮？

我也同样有过这方面的疑虑，但通过这么多年来走访同事的经验来看，我发现不同专业的医生都会对一些运动项目和运动方式抱有很大的偏见。

在风湿科和骨科医生眼中，我们天天在微信运动里面比

步数，除了磨损关节以外基本没有任何作用。

疼痛科医生最痛恨的运动项目就是爬山和骑自行车，很多疼痛科医生会告诉患者，现在天天骑自行车，老了就等着换膝关节吧。

我们都认为游泳是一种对关节损伤非常小的运动。但皮肤科医生会告诉你，由于现在泳池使用的消毒液多不合规，长期游泳会造成多种皮肤疾病。

一些肾脏内科医生非常瞧不上盲目健身运动的人。因为确实有些新手一开始就做大重量健身，这极易出现肌溶解的问题。

神经外科医生普遍反感橄榄球运动和拳击运动，因为目前研究已经报告出多例职业拳击运动员和橄榄球运动员在运动过程中造成的脑损伤问题。

造成这一系列看法的原因，在于不同专业的医生对于各种运动项目的关注方式不同。但基本上所有医生都会赞同如下观点：

- 不管你采取哪种运动方式，动起来永远比坐在那儿不动要健康。
- 运动效果主要看维持的时间。想要达到运动效果，正常人的心率要达到 120 次以上，至少持续 15～30 分钟。简单总结就是要出汗，否则就是疲劳，而不是运动了。

· 长期坚持运动的人，患病率肯定比不运动的人低，也相对比不运动的人更长寿。

· 运动能保持心理健康。

· 运动的目的在于强健身体，促进各种激素和神经递质的旺盛分泌，并且维持较大的肌肉比例。

我在门诊经常被年轻患者问：健身会不会加重痔疮？深蹲和硬拉会不会加重痔疮？骑自行车久了会不会得肛门疾病？

不得不说，我总是遇到过度自信的或者喜欢跟人辩论的患者，所以我也学会了一套话术，要达到能让我的患者坚持运动的目的，同时也能避重就轻——"坚持运动的好处绝对是非常多的，得痔疮怕啥？不还有我在嘛。"

实际上我想说的是，至今我没有看到有关长期健身，比如做深蹲或硬拉动作造成痔疮的文献报道。我自己在门诊也很少见到有明确健身痕迹的患者，也很少见到长期坚持运动的患者。我想只是深蹲和硬拉动作的施力方式或者运动健身的用力方式——屏住呼吸使膈肌向腹腔加压、腹壁肌肉收紧向内加压、腰部肌肉收紧向腹腔加压、大腿弯曲，这样类似于排便的姿势，让大家感觉可能更容易造成肛门直肠疾病。

但实则不然。长期大量运动的人，其肠道和臀部的肌肉、神经、皮肤都会比不爱运动的人代谢得更快、更健康。哪怕是腹腔、盆腔内的不随意肌，也会随着我们反复的深蹲训练变得更强壮；肛门周围强壮的大肌群，以及大腿肌群内更丰富的血供，也对缓解肛门直肠周围的血供压力有益。

所以请放下你的手机，不要满互联网查找某种运动方式会不会对身体有害的信息了。先运动起来，尝试各种运动方式，找到你喜欢的一种运动，先长期坚持下去，合理安排好你工作和生活的时间，用循序渐进的方式动起来再说。

要是屁屁真的受到伤害了，可以来找我嘛。

生了孩子还能有个如花似玉的肛门

我读大学时老师会讲：妈妈们都很伟大，生孩子肯定得痔疮，这个说法还真不是夸大。

只是说妈妈们得痔疮的程度不一样，有的人很严重，有的人一点点痔疮症状都没有。其中多数人是一辈子都不会有什么症状，有症状的人往往也是在更年期之后才会出现问题。

一些妈妈们在生了孩子之后会发现，屁屁不再像以前那样如花似玉，总是有一点点赘皮和小包鼓起来的情况。极少数在孕前就有明显痔疮症状的女性一般在孕期会出现明显的痔疮发作，也遭受了比较大的痛苦。

那准妈妈们应该做哪些准备工作来保护自己的屁屁呢？

孕前和孕期的准备工作

孕前评估

这套孕前评估，我们一般建议放在孕前 3～6 个月的阶段做。但这也是我们和妇产科合作的这个项目最困难的问题，因为这个时间是在医院建卡时间之前，也就是在常规孕检时间之前。所以我把它放在前面来说。

年轻女性大多数没有烟酒嗜好。所以就算有痔疮，一般也没有太多症状，平时察觉不到。毕竟我们也无法直接用肉眼观察到屁屁，也很少有人会拿着一个镜子去仔细研究屁屁。所以我在此呼吁：各位准妈妈能够在备孕的时候，提前 3～6 个月到肛肠科评估一下。特别是在孕前有过便血、便痛，肛门摸着有赘皮和鼓包的准妈妈们。而反复便血、便痛，甚至肛门内肿物脱出的准妈妈们，就更不能忽略这个问题。

饮食营养

孕期营养其实是现在临床营养科非常重要的一个工作内

容。现在临床专业之所以对孕期营养看得如此之重，主要是因为我们现在的生活水平虽然进步很快，但传统观念依然对孕期营养和饮食习惯产生着非常大的影响。

孕期营养或者说孕期饮食问题对屁屁的健康影响主要体现在两个方面。

一方面是蔬菜、水果的摄入量较低和饮食多样性差的问题。这会影响到肠道菌群的稳定性和多样性，以及肠道蠕动的健康程度，直接后果就是排便的顺利与否。由于胎儿对肠道的压迫，孕期排便顺利就显得尤其重要。

另一方面就是胎儿的体形和体重问题。这也是现在妇产科医生特别关注的一点，想必很多准妈妈都有被医生提醒控制体重的经历。之所以会出现体重问题正是因为时代背景。倒推 20 年的话，我国大部分的孕妇是无法得到非常好的营养保障的，所以已经老去的长辈一代喜欢让孕妇多吃大鱼大肉。这种高脂肪 + 高蛋白的饮食，不但很容易让孕妇长胖，甚至会使其患上孕期糖尿病等疾病，还会让胎儿的体形长得很大、很肥胖。以我自己举例，我就是个典型的孕期高营养产物。我妈妈的身高不到 1.6 米，但是我出生时的体重接近 5.3 千克。现代医学也已经证明，我们成年后的体形，特别是人到中年之后的体形，除了和遗传影响的关系比较大，也和母亲在孕期孕育胎儿时的营养情况密切相关。也就是说，妈妈怀孕时吃得太好，孩子出生时体重就会过大，长大之后肥胖的概率也比正常人高。同时，过大的胎儿对孕妇的肠道和脊柱的压迫也会更加严重。所以，即便我妈一直很爱运动，也一直坚持锻炼，全身都很健康，唯独有一个问题：她在 40 多岁时就开始出现明显的腰椎间盘突出的症状，甚至多年来频繁发生腰疼到躺在床上无法翻身的情况。此外，她从生我之后就有了便秘的问题，排便时间长，且排便间隔时间也很长，通常要 2～3 天才排便一次。所以我们肛肠科医生针对准妈妈的饮食指导最想强调的一点就是，营养全面的同时要注意兼顾高纤维饮食。

🧑 局部清洁和卫生

准妈妈们对胎儿的保护都是全方位的，对离胎儿很近的屁屁的清洁卫生也非常注意，甚至我发现很多准妈妈会在这个时间段变得洁癖。关于局部清洁和卫生，我想给大家一个非常简单的建议：怎么保养会阴的清洁卫生，就怎么去保养屁屁的清洁卫生。不要太过分地做清洁，屁屁和你的子宫之间只有薄薄的一层纸的距离，所以请不要随意使用那些奇奇怪怪的化学清洁用品。

🧑 对排便的科学认识和心理健康

准妈妈们的排便习惯会随着腹部的增大快速出现变化。她们会发现排便变得越来越困难，使不上劲儿，量变少，次数变多。这些都是正常的反应，不要有太多焦虑的情绪。毕竟胎儿在压迫着肠子，大便也会和尿一样变得越来越装不住，解出来的量会越来越少，排泄次数也就随之明显增多。我想再强调，便便本没有毒，它在肠道里停留时间变久以后也仅仅是变得干燥、难解而已，不会让我们中毒，也不会让胎儿中毒。陈旧的大便不好解，我们可以采用很多辅助方式，比如热水坐浴。但万万不要焦虑，不要有太多的心理负担。怀了宝宝是一件喜庆的事，一定要保持心情非常愉悦。

😊 合理运动

肛门直肠周围有很多小肌肉，这些肌肉会随着你全身的运动状态变得越来越强壮，孕期也是如此。所以准妈妈们要遵循妇产科医生的建议，依照医生教授的方式，做好孕期运动，不要对它产生太多排斥心理。

😊 保养和治疗

孕期特别是孕后期，如果出现便血、肛门疼痛、肛门肿物脱出，甚至痔疮嵌顿怎么办？不要着急。首先不要自行用药，一定要咨询专业肛肠科医生的建议。现代医学条件下研发的专门治疗痔疮的药非常少，大多数是针对某一症状使用特定的药物成分，比如为缓解肛门疼痛和肌肉紧张用到的一些松弛肌肉的药物。我国中成药类外用痔疮药相对比较多，而中成药在治疗痔疮的时候，通常会使用很多芳香类药物，比如麝香。所以一些外用痔疮药对胎儿来说并不安全。如何选择痔疮药物，最好交给专科医生来判断。

其次，要想让痔疮症状缓解，就得让脱出的痔疮先缩回去，让堵塞的血管变通畅。热盐水坐浴是最安全也是最有效的首选方案。同样，热盐水坐浴也可以用于孕期痔疮还未发作时的保健预防。热盐水坐浴可以有效促进屁屁局部的血液循环，加速血液流动，让痔疮的水肿消退。通常来说，一天两次的热盐水坐浴，就能够让普通程度的痔疮得到明显缓解。针对脱出来后不能自行缩回去的痔疮，可以在忍得住痛的前提下，在手指上抹点菜籽油或者香油，轻轻地按摩脱出来的痔疮，再慢慢地尝试把它推回肛门里面去。注意：不建议让家属帮忙，因为疼痛是主观的，最好还是由自己掌握力道。如果自己实在推不回去，建议上医院找医生帮忙。痔疮脱出有可能会反复，也不要怕，反复泡、反复推回去就可以了。到了孕后期，痔疮发作的严重程度会越来越轻。

跟恼人的痔疮秋后算账

产后痔疮怎么办？我发现一大部分孕产期痔疮患者并不是在怀孕的时候发作得最严重，而是在分娩后发作得最严重。而且据观察，选择顺产的产妇，痔疮严重发作的概率并不比选择剖宫产的产妇高。这证明生产过程中的用力，并没有对痔疮的严重程度造成多大影响，影响痔疮的主要还是胎儿。不过，一部分顺产产妇会把会阴侧切口的疼痛误认为是痔疮疼痛。

产后是不是就可以直接通过手术摆脱痔疮的困扰呢？这个还是要看具体情况，一般来说我并不建议这个时候做痔疮手术。

通过第三章中《对老婆好点，因为怀孕时百分百得痔疮》一节，我们都知道初乳对于婴儿的重要性。做痔疮手术时要用到很多可以通过乳腺屏障的药物，胎儿吃乳汁时有可能吃到这些药物，因此就需要暂时断奶。就算可以用配方奶粉来代替，但是治疗过程中妈妈们一旦疏于吸奶，乳汁的分泌就会减少甚至停止。所以除非万不得已，我们一般不建议产妇在哺乳期做痔疮手术。

随着胎儿从妈妈的肚子里出来，直肠便不再被压迫，痔疮症状会得到明显缓解。特别是在自然停止哺乳之后，随着身体激素的变化，大部分痔疮的严重症状都会出现明显好转，甚至完全消失，多年后都不会复发。顶多是屁屁会变得不好看，有些明显的赘皮而已。

所以有严重痔疮症状的产妇，到底什么时候选择做手术为宜？我建议还是以保养为主，一直到自然停止哺乳之后再看看情况。多数女性在更年期左右，痔疮才会再次明显发作。如果产妇因为痔疮症状产生较大的心理压力，甚至出现产后焦虑[1]了，那就做手术。毕竟宝宝吃配方奶粉也能健康长大，但如果妈妈抑郁了，可是影响后半生的健康与幸福啊。

保持正确的肛门清洁

我在门诊中经常遇到这么一类患者，他们认为人的阴部和屁屁污浊难忍、肮脏不堪。这么恶心的排泄器官居然还有毛发、腺体、皮肤皱褶、擦不掉的油脂，还有异常臭的分泌物。经常有人挂号来找我讨要一个能够彻底清洁屁屁，让它没有异味、没有毛发、没有污物的方法。

可能有些人还不知道，我们现在身上之所以能这么干净，是因为经历了 20 世纪 50 年代的全国卫生运动。在此之前，除了达官显贵，普通百姓身上要是没个虱子或跳蚤，都是一件非常奇怪的事儿。在我小时候老人们经常讲，跳蚤有什么可怕的，皇帝的头上都有跳蚤。

为什么我们的屁屁会比较脏？其实这是人类几十万年来一直保留的一种自我保护机制。在人类发明厕纸来擦屁屁之

---

1 焦虑障碍是一种症状比较轻的心理障碍，产后焦虑通常是产妇对身体的某些变化，比如痔疮、预后状况不明朗等产生的焦躁情绪，通常在去除诱因或经疏导之后便能好转。

前，我们保持肛门卫生的清洁方法，一直是通过肛门括约肌和肛门周围皮肤皱褶的反复摩擦来实现的。屁屁周围皮肤下丰富的汗腺也能分泌很多油脂来保护我们的皮肤，因为在发明裤子之前，屁屁经常受到风吹日晒。屁屁周围的毛发就更有讲究了，这些毛发和我们的胡子一样，能起到保护作用。浓密的毛发混合着没有被完全甩掉的粪便，就会滋生大量的细菌。如果遇到热爱掏肛的食肉动物的袭击，浓密的毛发不但能够吓退它们，而且能通过传播细菌让它们得病，同时还具有一些缓冲作用。所以阴部和屁屁周围的毛发通常比较卷曲和粗硬。

还有人问，现代人也不会遇到掏肛的野兽了，那我们能不能剃掉屁屁上的毛发，彻底除掉汗腺呢？完全没有必要嘛。

屁屁的皮肤非常娇嫩，虽然穿着内裤的现代人已经不太需要毛发的保护作用，但是汗腺分泌的汗液和油脂对于屁屁周围的皮肤还是非常重要的。失去汗液和油脂的保护，屁屁周围就会容易得皮肤病。

◇◇◇

我们感觉臀沟潮湿，屁屁有异味，甚至内裤上有一点点分泌物或者被染黄，这些都是正常情况。不要刻意去追求屁屁的干燥和干净，更不要长期使用去油脂的湿纸巾擦屁屁，或者用沐浴露和香皂过度清洁屁屁。否则一些皮肤病就该找上门了。

便后擦屁屁的讲究

我曾和一个患者在讨论保养屁屁的问题时差点吵起来。这位年轻患者居然把某些地区的人用手撩水擦屁股而不用纸擦屁股的事拿来做论据，以证明我们现在用纸擦屁股是对肛门的侮辱和伤害，他坚决不承认自己错误的生活习惯导致痔疮发作的事实。

我不得不承认，拥有适宜温度和一定压力下的水流的确是清洁肛门最好的选择了。

在我刚读研究生的时候，我堂哥鼓励我说："好好读书，学成之后把我这个烂屁股修整一下，我老婆只是月经，我可是'日经'啊。"

等我学成出师后，他说他不必做手术了，因为他买了个能冲屁股的马桶，"日经"变"年经"了。这是我第一次听说能冲屁股的马桶，每个月还能省一笔厕纸花销，听起来挺不错。

新婚蜜月期我和老婆去了马尔代夫。我第一次看到马桶边上的软水管上面有个高压喷头，迫不及待给老婆分享我的新发现，老婆说那是洗脚的。我说不可能，洗脚的怎么能装在马桶边上。然后就像刘姥姥进大观园一样专门拉了泡便便，冲了冲屁股。这一冲，我总算知道为啥中医把肛门称作魄门了，这强大的水压直击人的灵魂深处啊！

我和老婆商量，等我们回家也装一个喷头怎么样。我老婆说我傻，以成都的气候，到了冬天可就不是直击灵魂的事了，肛门冻伤怎么办。

但从那个时候起我就爱上这种清洗方式了，所以，我一般习惯晚上洗澡前排便，结束后直接拿着花洒对准肛门，冲！

正儿八经使用上智能马桶，是在日本的大阪。其实我读研究生时就听大阪肛门病医院的教授介绍过这个东西。回来后同事问我日本发达到什么程度，我印象最深的就是公共厕所里的智能马桶了。

关于肛门的清洁方式，柔软的纸巾确实是人们最常用的清洁用品。但我认为这个东西只是高效、方便、经济，毕竟是用异物去摩擦脆弱的肛门，严格意义上讲也会造成伤害，更不要说有人擦得还特别狠，仿佛报复仇家一样特别来劲。

湿纸巾是我一直不太推荐的清洁用品，前文中（参考第三章中《什么？肛门洗得越干净，越容易得痔疮》一节）我提过，因为普通的湿纸巾主要是用来擦手和嘴，所以去除油渍的功能很强大，会破坏屁屁皮肤的保护层，我不建议大家使用。我确实见到很多长期使用湿纸巾擦屁屁的患者出现肛门瘙痒、局部皮肤干裂的情况。而且请注意，很多湿纸巾的包装上都写有"仅限于脸部及手部表面皮肤清洁"的字样，或者"手口专用"，这说明它是带有去油功能的湿纸巾，而近些年人们能买到"私处专用"或者标有"湿厕纸"的湿纸巾了，这类湿纸巾理论上是可以用来擦屁屁的。

很多爱干净的患者喜欢在洗澡的时候用沐浴露、香皂，甚至用很烫的洗澡水洗屁屁。我在本书中多次提到，肛门周围有一层油脂，是保护皮肤用的，洗掉了会对皮肤有伤害，甚至导致干涩、裂口。年轻的父母们也请注意，小男孩的阴茎确实需要翻开包皮清洗，但也仅限于温热的清水哦。

最好的清洁剂是水，首选温度、压力都适宜的清水。温水不会冲刷掉皮肤上太多的油脂，适当提高温度对促进局部血液循环有好处，对缓解痔疮的症状也比较有效。压力适宜的水流下冲洗，其实可以理解为一次对肛门局部的按摩。如果是拿手指去按摩的话，指甲有可能会划伤皮肤。

无论是个人卫生还是术后伤口保养，清水冲洗都是目前最好的方法。

我一直推荐肛门疾病手术后的患者使用温热的清水冲洗伤口。用纸擦屁股算是对伤口的严重刺激了，搞不好会变成损伤。对于分级为Ⅲ级的肛门伤口（污染区伤口），清水是最理想的清洁工具，冲洗完再进行局部碘附消毒或者药水坐浴（每个医生会依据患者疾病类型有不同的要求）。我一般会建议患者，术后有条件的话可以买一个智能马桶盖。

作为一名特别爱护自己屁屁的肛肠科医生，多年来我一直坚持用水冲屁屁。洗澡时花洒的水温和水压都很合适，而日常排泄后用智能马桶盖冲洗屁屁也是省时又省力的清洁措施。至于热风吹干功能，我买的马桶盖并没有这个功能，我觉得屁屁本来就该保持湿润的状态，所以不吹干也没关系。不过智能马桶盖也有缺点，寒冷的天气下人光着屁股坐在一个会发热的马桶上可能会不想起来，这种行为容易得痔疮。

如何选择适合你的马桶

大家知道一个朋友和同学遍天下的肛肠科医生最悲哀的事情是什么吗？他们特别喜欢让我去帮忙挑马桶。哪怕是新认识的朋友，他们虽对屁屁的疾病羞于启齿，但对挑马桶这件事格外放得开，总问我是蹲便好还是坐便好。

这个问题其实和我们排便的动作密切相关。

人在蹲便时，会做一次深呼吸，缩脖子，肩膀内旋，双臂夹紧我们的胸腔，目的是保证膈肌向下施加压力。同时身体会向前倾，双腿往身体方向蜷曲，大腿和身体之间会形成一个锐角，以不断向腹腔施加压力。然后腹肌再一用力，就可以顺利排出大便。

总的来说，我们排便时全身就是在向下腹施加足够多的压力，以辅助肠道把大便挤出来。所以我们在选择马桶或者蹲便器时，最重要的就是看我们在上面的姿势适不适合这些发力动作。

坐便和蹲便到底哪个好？理论上，当然是蹲便的动作更适合发力，但是蹲便对我这种体形的人来说非常不友好。还有一些朋友，也有这样或那样的原因，下蹲时会非常痛苦，甚至蹲到腿麻，站起来之后头晕。所以坐便的选择也并不是绝对不好。

选择坐便器要看什么呢？这取决于人坐在坐便器上的高度。

我们深呼吸、缩脖子、夹紧双臂，同时身体向前倾，这些动作并不受坐便器影响。但是我们要保证大腿和身体形成一个比较好的角度，因此坐便器的高度就显得尤其重要了。

在选坐便器时，最重要的是自己去试用一下，坐在马桶上的时候，脚不会有悬空的感觉，能踏踏实实地踩在地板上，小腿最好能有调整高度的空间。当小腿垂直踩在地板上时，大腿没有完全平行于马桶盖，膝盖平齐或略高于马桶盖的时候就是最好的角度。所以关于马桶高度的选择，并没有一个标准的答案，而是需要我们去试用。

家里的小朋友用马桶时，姿势很难把握，因为小朋友的身高变化非常大，所以我们可以在小朋友的脚下垫一个小凳子，或者在网上购买带小台阶的马桶垫圈。

身高差距非常大的夫妻，在选择马桶的时候也需要尽量照顾矮个子的一方，或者通过在矮个子一方的脚下垫脚垫或小凳子的方式来调整。

另外需要注意的是，如果有改装智能马桶盖的需求，在购买马桶的时候要买个稍矮的马桶，因为智能马桶盖通常带有坐垫加热的功能，其坐垫相对是比较厚的。改装之后坐在马桶上会变高。

排便姿势对于我们排便的顺畅程度有非常大的影响。排便是否顺畅，也和预防肛门疾病和保护屁屁有非常大的关系。所以，挑到一个合适的、好用的马桶，也是非常重要的健康前提。

肛门体操

　　关于预防痔疮的肛门体操，很多人都听说过，比较典型的就是提肛运动。但是提肛运动也有它的缺点，就是锻炼的部位太过单一，效果也很有限。

　　我们做肛门体操的目的是为了训练肌肉，但是屁屁和肠道大部分的肌肉是不随意肌。不随意肌的强壮与否，取决于身体的整体素质。其他我们可以控制的肌肉，又只是一些小肌肉，成不了大气候。所以要想练就一个钛合金屁屁，我们要锻炼的其实是整个下腹、盆底、大腿、臀部和腰部的核心肌群。

　　以下是我在日常工作中总结的一套肛门体操。目的是让肌肉训练能贯穿我们一天的生活和工作，轻松就能做到。

起床时

　　睡醒了之后别着急起床，我们先来躺着做一套体操。这些动作不管是在早晨起床时还是午睡后起床时都可以做一做。

1. 抠脚大叔：仰卧交替手摸脚后跟

① 平躺，双手放置在身体两侧。双腿弯曲，双脚与肩同宽并踩于床上。收缩腹部，使肩胛骨以上的部位都离开床面。这是动作的起始位置。

② 保持下背部贴地，上身向身体一侧倾斜，用手去触摸同侧的脚跟，同时呼气，停留 1 秒。然后换另一侧重复，每 20 次为 1 组。

注意，做完不要直接闻你的手指，先洗手。

图 6 仰卧交替手摸脚后跟

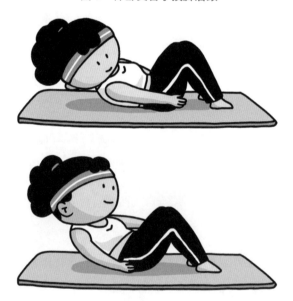

2. 飞踢老天爷：仰卧屈膝举腿

① 平躺，双手放在腹部或平放在身侧。

② 抬起双脚，膝盖弯曲成 90°，尽量用腹部而不是手
的力量来抬高大腿，直至臀部离开床面。每 10 次为
1 组。

注意，做之前如果有尿意应该先尿尿，万一没控制住尿
意可就得不偿失了。

图 7　仰卧屈膝举腿

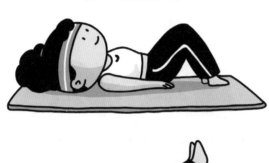

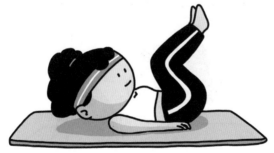

3. 进阶款：核心卷腹

① 平躺，双腿蜷曲，脚掌平放于床面上。

② 抬高上半身和头部，直到肩胛骨完全离开床面为止。

卷腹又被称作半程仰卧起坐。骨科医生现在都不建议大家做全程仰卧起坐，因为它对椎骨造成的压力比较大。所以这种半程仰卧起坐既能达到锻炼腹部核心肌群的目的，也能保护我们的脊柱。这种做法丰俭由人，如果发狠一口气能做100个，也不是不可以。

图 8　核心卷腹

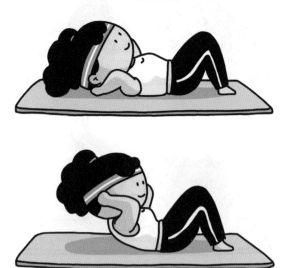

4. 小燕飞

① 俯身趴在床上，双手放于身体两侧。

② 双手向上延伸，同时抬高上身和大腿（双腿伸直且收拢），直至全身仅有腹部贴在床面上。

需要注意的是，这个动作不需要做得非常完美、非常用力。上身和腿抬得过高可能会对腰椎造成压力（腰椎滑脱患者慎做）。双腿分开的程度越大，越会增加腰部的压力，因此要保持双腿并拢。

图9　小燕飞

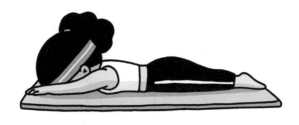

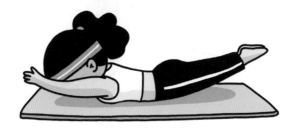

坐电梯时

乘坐电梯的站立时间也不要浪费，不妨趁此完成一套贴墙站立练习。

背靠电梯墙壁站立，后脑勺、上背部、臀部和脚后跟均接触墙壁，双腿收拢、绷直，大腿和臀部要用力夹紧；肩膀放松下沉，收腹并挺胸，像军人那样站得直直的，到指定楼层前能坚持多久就坚持多久。

图10　贴墙站立练习

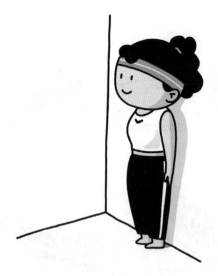

办公时

坐在办公室的时候也能动一动。提肛运动和俄罗斯转体交替进行，就当放松一下身体。

提肛运动可以在很多场景下完成，包括坐在办公室、骑自行车、赶地铁或公交车的时候。首先，需要把大腿根部和臀部的肌肉收紧，收到能够夹住一张卫生纸的程度，让这层肌肉作为我们的坐垫。坐下之后，反复地绷紧再放松，每次绷紧持续 3 秒，每 20 次为 1 组。

我一位偏瘦的朋友经常说，他在坐地铁的座椅和骑自行车的时候会屁屁疼。其实，只要夹紧臀部肌肉后再坐下去就能缓解这种硌痛。

图 11　提肛运动

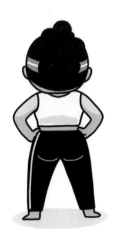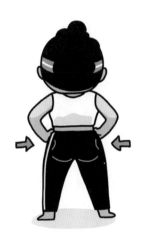

俄罗斯转体可以在办公室简单完成。当工作疲惫的时候，可以坐直身体，抬高大腿，让双脚完全离地，大腿也不要接触椅面。等到能够保持平稳后，尝试转体，右手摸左侧扶手的最后方，再转身过来用左手摸右侧扶手的最后方。每20次为1组。

图 12　俄罗斯转体

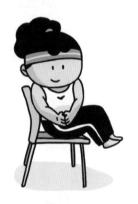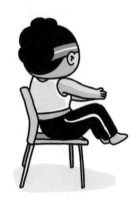

空闲时间训练

训练核心肌群最有效的动作是深蹲和硬拉。只不过这两种动作的技术含量相对要高一些。

我院后勤部的部长每天都用矿泉水桶做硬拉训练。他反复把装满水的矿泉水桶提起来又放下。这种办公室训练非常有效，但是要注意安全，动作要正确并做到位。

简化版的自重深蹲是我们所有人都可以尝试练习的：

① 身体站直，双脚略比肩宽。双臂可自然下垂，也可前
  伸以保持平衡。

② 背部绷紧，略微抬头，上身自腰部起前倾，屁股尖往
  下坐，膝关节弯曲。

③ 动作全程保持背部、腹部和大腿绷紧——特别是大
  腿肌肉靠近膝关节的地方一定要绷紧。

④ 站起来的时候尽量用臀部肌肉发力。

　　婴儿蹲下的姿势就是标准的深蹲动作。不需要幅度做得
非常大，也不需要负重太多，但一定要姿势标准，特别是腰
背部的肌肉一定要紧绷。我们锻炼的目的不是为了练成健身
高手，而是为了让核心肌群保持强壮。

图 13　自重深蹲

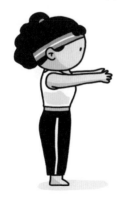
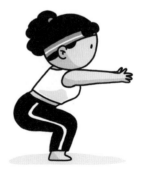

我认为，最好的锻炼方式是依据个人喜好找到你真正喜欢的运动类型，能够持续锻炼，一直坚持做下去。除了有激烈身体对抗的运动所造成的运动损伤，大部分的运动损伤都是可以通过科学调整运动方式和运动姿势来恢复的。

所以，大家不要老是一想到运动就得出可能造成伤害的结论，而彻底忽略了运动可能给身体带来的益处。无论是什么运动，都应该先做了再说。

就算身体情况不允许参与运动，也可以从日常活动入手，多动一动来保持肛门健康。比如，打麻将的时候，如果能做一做上述的肛门体操，也可以使屁屁活力四射。

什么时候必须就医

到现在为止，通过本书的介绍，相信大家已经基本掌握了痔疮的发病原因、痔疮的症状以及基础的预防保健方法。接下来我想要说一说，痔疮到什么程度就需要去看医生了，以及看医生的时候应该注意些什么。

特定人群请注意

👶 儿童

不要觉得小朋友得痔疮很罕见，其实这是个非常常见的情况。小朋友的肌肉和肠道功能本来就未发育完整，再加上他们对排便的认识并不像大人这么清楚，所以儿童便秘也是一个非常重要的临床研究课题。

小朋友得痔疮的时候，家长一般是非常紧张的。小孩子要么因年纪尚小说不出来屁屁的痛苦，整天哭闹；要么就是大便里有血，看起来非常可怕。甚至还有个别小朋友拉出来的粑粑比大人的还要粗，经常堵马桶。

其实小朋友得痔疮，我们大可不必这么紧张，在他们长大发育完毕之后，大多数情况下痔疮会自行减轻。所以如果小朋友出现了便血、便痛，肛门外面鼓个包，或者痔疮从肛门里掉出来等情况，不必非得到医院去治疗，完全可以先用热盐水坐浴，增加饮食中的粗纤维，改变小朋友的排便习惯，等等。一般来说，将这些简单的方法做到位之后，小朋友的痔疮症状便能得到快速缓解。随着年龄的增长，痔疮发作的可能性也会越来越小。注意，我不建议家长给小朋友使用专门的痔疮药物，因为很多痔疮药含有麝香等成分，对小朋友的发育可能会产生影响。如果是需要用药的情况，请咨询专科医生的建议。

如果出现长期便血，量还比较大，孩子每天都在说屁屁疼痛，或者家长观察到每一次孩子解大便时都会从肛门里掉出肉来，就需要及时就医。

备孕妇女

前文已经多次强调过，孕产期是个非常特殊的时期，主要是准妈妈们在怀孕时健康和痛苦难以平衡的问题。如果平时没有太多症状，可以先不管。但是如果在备孕之前就已经反复出现肛门疼痛，或者自己用手摸肛门时发现肛门并不光滑，有大量赘皮增生的情况，就需要提前去肛肠科进行评估。我建议准妈妈们在备孕之前花一点点的时间去肛肠科做一次评估。

40～60 岁中老年群体

这个年龄段是肠道和肛门疾病的高发年龄段，对肠道癌症更是要多加防范。我建议处在这个年龄段的各位读者，把肛门指检纳入常规的体检当中，尽可能每年做一次。同时，每三年内做一次胃镜和肠镜，以提前发现消化系统可能导致疾病的征兆。

60～70 岁高龄群体

在这个年龄段，因为身体激素变化，不管是男性还是女性都有可能出现痔疮加重的情况，这也是前来肛肠科就诊和治疗的最密集的患者年龄段。

在这个年龄段，我们主要需要准备应对将来可能发生的重大疾病。所以在这个年龄段或者更年期之后，如果出现了痔疮症状的明显加重，比如疼痛、便血、肛门肿物反复多次地脱出，或者一直有脱出物卡在肛门外，并且平时还有一些高危的生活习惯如长期饮酒，外加自身肝脏或肺部的慢性病史等，那么便需要格外重视痔疮发作的可能性。如果痔疮的症状一直比较明显，就要提前干预，为将来老年时可能会遭遇的重大疾病做准备。

我曾诊治过一位 66 岁的大伯，他有长期饮酒史，来就诊时仍保持每天喝 2 顿、每顿 2 两白酒的习惯。他就医的原因主要是长期的大便不成形。给他做了一些门诊检查之后，我发现他的肝功能已经发生了变化，所以我给他的建议是戒酒。但是这酒哪是说戒就能戒的。这个大伯本身就有明显的痔疮症状：每三个月左右会出现一次持续两三天的少量便血。他也有做痔疮手术的想法，我也非常支持。因为我很害怕他这样的饮酒习惯会引起其他疾病，进而导致痔疮加重。结果上个月我收到了消化科会诊的要求，患者对象正是两年前的这位大伯，他因为长期的饮酒问题已经出现肝硬化。肝硬化会导致门静脉压力升高，直肠末端的血液回流的压力会变得非常大且不通畅，这会直接加重痔疮的症状。当我去看时，他的痔疮脱出物已经非常大，而且水肿严重，到处都有糜烂。他肝功能状况也是一塌糊涂。人躺在床上时翻个身都很困难，肚子里全是腹水，脚踝也是肿的，甚至出现了大小便失禁的情况，还有明显的酒精戒断反应。这个时候要让我想办法处理他的痔疮，我还能怎么处理？只能把痔疮塞回去，用油纱布把它压住，避免今天再掉出来。但是一旦用力可能还会再次脱出。所以这种时候我们医生真的感到很无力，用药可能加重肝脏的负担，而他的身体状况也无法承担手术的任何风险。

像这样的例子非常多。我的一个姑妈原先就有很明显的痔疮症状，但是她一直都想要自己解决，没有找我正规处理过。在她 72 岁时，突然在她体内检查出甲状腺肿瘤。在准备做甲状腺手术的时候，她被查出贫血，原因是她的痔疮出血长达 30 天之久。这无疑给手术增加了很多难度。还好甲状腺手术操作难度不大，但万一是其他操作起来比较麻烦的手术呢？那可能就会耽误手术进程，因为还要先止住痔疮的出血，再去输血，把贫血状态调整回来才能继续手术。

痔疮对于老年人来说虽然并不致命，但是在有其他疾病的情况下，痔疮可能会让他们感到非常难受。因此，提前做好干预和准备工作，或者启动预防机制是非常必要的。老年人通常有很多非常复杂的基础疾病，所以这种情况下一旦痔疮发作就需要及时就医。

普通人的痔疮严重到什么程度应该就医

关于便血

我一直提醒我的患者们，身体任何地方出血都要引起警觉。长期反复多次的出血，就是该去就医的警报了。

通过前文的介绍，我们都知道了，痔疮出血是鲜血，肠癌出血是陈血、血块和与大便混合的血。但是不排除很多没有医学基础知识的人分不太清楚哪种出血是鲜血，哪种出血是陈血。所以大家如果分不清楚的话，最好是能在便后拍下一张照片，可以在网上找个正规医生询问一下，也可以到医院找医生看一看，或者做一下肛门的检查，直接找到出血的位置，以排除肠道出血的可能性。

另外，就算是小小的痔疮出血，也确实存在患者出血到贫血的程度。下面我就教教大家怎么样来判断痔疮便血的严重程度。

排便时只有厕纸上有血，回过头看便便上和便池里完全没有血，这种是非常少量的出血，我们可以不必过于紧张，只要确定是痔疮在出血而不是肠子出血。

便池里有血，或者便便上面沾有血，这种出血可能是滴血，量就有些偏大了。

马桶或者便池周围有发散的血印，这一般就是喷血的表现，也是出血量比较大的一种情况。如果出现这种情况，就不要再拖延了，务必及时就医。

关于出血的时间，我们怎么来判断呢？对于女性来说比较好判断。我经常给女性患者解释：如果你每个月因痔疮产生的便血量已经大于你的月经血量了，这就表示出血是非常多的，应该尽快就医。原因很简单，月经出血太迅急或者出得太多，女性可能都受不了，况且经血里还含有一些其他物质，比如脱落的细胞，而痔疮里面可全部都是血呀。那男性怎么来判断呢？尤其是有一些大大咧咧的男同志，根本不在意便血这个情况。我也只有一个办法，请你身边的女性来帮你判断。看看出血的情况和月经血量比起来，到底哪个多。

大多数人知道自己长了痔疮，并且反复发作过，时不时出现便血，因此觉得习以为常并自行用药。坦白讲，痔疮外用药物的效果是非常一般的。如果外用药物使用时间超过三天，痔疮出血的情况并没有明显的好转，我建议大家去医院。因为它有可能并不是痔疮出血，或者可能痔疮的严重程度已经到了药物无法控制的地步了。

😷 关于疼痛

会痛的痔疮主要有炎性痔、血栓痔和嵌顿痔。轻微的疼痛、撕裂一样的疼痛、针扎般的疼痛，这些都是大部分痔疮的典型表现之一，并不需要马上就医。但如果长期持续的剧烈疼痛，使用一些外用药物或者坐浴三天后还没有得到有效的缓解，就证明我们可能不幸遇上了炎性痔、血栓痔或者嵌顿痔，这种情况是需要去医院治疗的。

🧑 关于脱出

肛门里面的肉掉到肛门外面来，我们管它叫脱出。脱出的主要是内痔，外痔则主要是肿胀。上一条中我已经说过，判断外痔是否需要就医的情况主要是看它疼痛的程度，内痔则主要看它的脱出情况。长期掉在外面或者走路都会掉出来，这种频繁的脱出情况需要尽快就医。一年中只有两三次脱出，稍微用点药后症状就可以缓解的，也不必非得上医院立即处理。

🧑 关于肛门坠胀

痔疮会引起肛门明显的坠胀感和不适，这种坠胀感一般会随着痔疮症状的好转而变轻。如果坠胀感困扰到我们的生活，比如说让人连觉都睡不好，或者坠胀感持续的时间跟痔疮的症状完全对不上，比如持续胀了半个月到一个月的话，也需要就医。因为引起肛门坠胀的不仅仅是痔疮，也有可能是因为肠道疾病、妇科疾病、前列腺疾病，或者腰椎间盘疾病。

😀 关于潮湿和瘙痒

痔疮发作时会伴有潮湿和瘙痒的情况，大多数患者都有所体验。我们怎么来判断潮湿和瘙痒是否需要就医呢？首先需要明确的是，简单的用药并不能控制症状。其次是关于睡眠，瘙痒到影响睡觉了，也就是已经影响到我们的日常生活，这种情况下最好还是及时就医。

打破就医时的心理障碍问题

痔疮就医过程中患者会遇到很多的阻力和障碍，其中最大的阻力就是害羞。曾经就有人问过我，女孩子看痔疮时遇到男医生感到害羞怎么办？

难道不是我们肛肠科医生应该感到不舒服？！毕竟每天一上班就是肛门、屎……肛门、屎……无论是写病历、交班、查房、看门诊、做手术、换药，哪里都躲不开这两样。更别提一些患者不管你是不是在吃饭，进门一问病情就是屎和烂屁股，感觉仿佛我就在吃屎所以跟我谈谈屎也没关系。更可怕的是，我的审美都变了。别人去健身房锻炼时人家看到结实而紧致的臀部时会赞赏不已，而我脑补的是紧身裤下没擦干净屎的屁股。

不过我也能够理解，害羞的女性患者其实不是因为被男医生看了私处感到难受，而是害怕男医生看了之后可能出现的眼神，嘴角轻微上扬的贱贱表情，以及当她离开后可能在背后和其他人描述她私处的恶心行为。年轻女孩最怕的就是自己隐私被迫暴露后，别人又不正面表现出来的恶心行为。

我想给大家讲讲我作为肛肠科医生的亲身实例。这里仅仅是以我的工作方式举例，虽然可能有欠缺，但至少这么多年没给我惹过任何麻烦。

1. 单独来就诊的未成年人，无论男女，我都拒绝检查

不检查也就表示我拒绝诊断。我会告知这些年轻患者，为保护其未成年人的合法权益，必须由家长或有血缘关系的亲属亲自陪同。家长在外地的，必须由班主任或辅导老师陪同，不可以是同学。如不接受，请退号。

2. 未婚女性，我会主动征求检查的意见

如果有家属陪同的话还要征求家属的意见，如意见不统一，我会建议患者退号，去找一位女医生看诊。假如女医生碰巧没在，那我会告知患者她上班的时间。或者建议患者去其他我了解的有女医生的靠谱医院。

3. 遇到异性患者检查，我们科室设有第三人工作原则，即必须有第三者在场

第三者优先选择家属，否则必须有其他异性（女护士）在场。

4. 必要时还要靠护士请患者配合

有些患者在第三者在场时反而不愿意做检查，但我们医院的护士都很专业，会告诉患者她在帘子外边所站的位置只会看到医生，不会看到患者的任何部位。她的存在是为了监视医生的行为和语言，危险情况下提供紧急救助，并保护患者的权益不受侵犯。目前我观察到，即使患者不情愿，但基本上都没有拒绝护士的陪伴。

5. 未婚女性由男友陪同前来的话，我会坚决拒绝其男友在检查时作为第三者在场

如不接受，请退号。告知病情时，我也拒绝其男友在场，要求患者自行复述给男友情况。我上门诊时就出现过男方因女方有痔疮分手的，也见过男方的妈妈因为女方患有痔疮而觉得女方有家族严重病史，从而提出要挟的，甚至侮辱女方是有性病才患上痔疮的。这些情况并不少见。

6. 出现患者纠结的情况，我一般选择加重患者的心理负担

并不是我故意使坏，而是我需要让患者仔细思考并且准确答复我是否愿意接受检查。比如，未婚女性如果实在纠结，我会再告知她一点：肛门镜检查有可能因撕扯肛门皮肤而造成处女膜损伤（虽没见过，但理论上有可能），让她一定做好完全的心理准备。

7. 脱下裤子准备检查时我会回避

不管是异性还是同性，在检查床上躺下和脱裤子的时候

心理负担最大。异性的话我会选择回避，由护士指导检查体位。同性的话我会选择低下头专心戴手套并准备物品，避免眼神扫过患者身体的任何部位，或者直接做出转身动作。

8. 对于病情进行模糊描述是有原因的

医生真的没时间和精力给患者解释为什么要做肛门镜检查和指检，如果每遇到一个人都说上一大段的话，一天下来至少要说10～50次，真的会精神崩溃的。我不妨在这直接给大家解释：肛肠科中很多疾病的症状十分相似，不看、不摸的话就不能诊断，更谈不上治疗了。网上碰到患者向我咨询疾病问题时，我再确定病情也会加上"可能""应该是""多半是"等词语。我们不会强求患者必须接受检查，但请尽量克服心理障碍。

综上，其实大家可以看出，我们给患者检查的时候其实心理负担也很大。很多医生都有被患者投诉性侵扰等经历。甚至我见过一个医生还没检查，就被患者投诉，非说那个医生变态，就想看她的私处。我自己也遇到过，看完病，患者妈妈指着我说："我刚才看你把手伸进去了，你说，你是不是把手伸进我女儿身体里了！"要不是我发起火来的样子可怕到把她吓住，估计那天我是怎么也解释不清了。

所以，做检查时请放轻松。男医生是人，的确有七情六欲，但我们是专业人员，是不能想龌龊事或做龌龊事的。请大家对医生有信心，也请对自己负责。

好紧张，一定要手术吗

我在书中反复提及，治疗痔疮是我国传统医学的一个优势项目。历史上我们治疗痔疮的方式多种多样，并不限于手术这一种方式。我们有外用药物、枯痔疗法、坏死疗法、硬化剂注射疗法，也有手术疗法。但是随着医学的发展，我们发现很多治疗痔疮的方式其实对身体也有害处。比如说，以前长期采用的枯痔疗法，其中使用的某些药物可能引起重金属中毒。

所以到目前为止，很多奇奇怪怪的痔疮治疗方式已经被淘汰掉了。如果患者被诊断出严重的痔疮，手术可能是他最后的选择。

什么时候应该手术

在目前相关的医学指南和标准中，痔疮手术的适应证相对来说设置得比较宽松。比如，二期内痔就具有手术指征了。二期内痔是个什么概念呢？痔疮有脱出现象，但是过后会自行缩回。其实这并不是一个过度医疗的问题，因为反复脱出的痔疮表示这一坨烂肉已经严重到无法自愈的程度，它只能持续加重，随时可能爆发其他风险，比如大量的出血等。而且理论上来讲，人的身上一旦长出一坨实心的肉，想要除掉它，就得用一些有毒性的药物，不然只得割掉。我经常给患者举一个例子，我觉得我的鼻子又大又丑，想让它变小，能不能抹点药来实现呢？很显然是不能的。但这个手术指征并不是指非得立刻手术。很多人如果注意保养并做好预防工作的话，痔疮加重所需要的时间可能变得非常长，长到人退休了可能都还没加重。那到什么程度才应该手术呢？

等到它会影响我们正常生活的程度：剧烈的疼痛会影响我们的生活质量；严重的瘙痒会影响我们的睡眠和生活；长期反复的大量便血会导致我们贫血，没有精力正常生活和工作，甚至引起其他疾病。再比如长期的脱出——一坨肉吊在肛门外面会影响我们的行走、进食和运动。甚至痔疮会让一部分人感到焦虑和痛苦，或者因为痔疮一天到晚提心吊胆，无时无刻不在发脾气，影响自己的心理健康，甚至影响了其他家庭成员的心理健康。这些才是我们选择手术的标准。

绝大多数的痔疮都不会要人性命，它只是影响我们的生活质量和健康。很多人都关心我，为什么我胆敢选择这样一个专业？其实当时我选择这个专业的原因就在于，虽然肛门疾病的发病率本身并不低，但风险非常低，出现急重症和死亡的情况非常少见。然而现在我才发现，这个专业看起来轻松，但要想把屁屁研究透彻其实也挺难的。

那么，现在大家知道了，选择手术的时机就是痔疮已经严重影响我们生活质量的时候。

选择哪种手术

医学发展到今天，大部分民间土方和不合理的治疗方法已经被剔除了，但是针对痔疮的手术方式还是很多的，对于普通人来说，选择哪种手术方式也是一件非常困难的事情。

现代医患关系中特别强调患者选择权的问题。医生在工作的时候，对于急需救命的情况，虽然会考虑患者的选择权，但是在语言上会有一定倾向和引导，希望帮助患者选择最有效的治疗方案。在痔疮这种并不致命的疾病上面，医生就会把选择权尽量交给患者自己。所以这无形中又增加了患者选择手术方式的难度。

目前主流的痔疮手术方式，总结起来主要是三种。

硬化剂注射术

这种方式是把一些特定的药物分层注射在痔疮下面的黏膜里，通过这些药物引起痔疮周围组织的闭合性炎性反应，让痔疮里长出纤维增生并使痔疮变硬，以此来使痔疮缩回肛门里去。所以叫作硬化剂注射术。

硬化剂注射术其实是一个非常优秀的辅助型手段。它是一种微创的手术方式，产生的创面只有针眼大小，患者术后的痛苦程度非常小。它的缺点是针对严重痔疮的治疗效果比较差，但针对轻症痔疮的治疗效果相对显著。

由于需要做手术的痔疮通常都是比较严重的，所以医生一般把它放在辅助手术方式的地位，在通过其他手术方式解决掉痔疮之后，补打一点儿硬化剂，以使手术效果更好。

外剥内扎术和套扎器手术

外剥内扎术的名字其实就说明了它的实施方式。外痔不是切，是剥——把皮切开之后再把病变组织和正常组织分离开，就像剥香蕉皮那样。由于肠黏膜下面有非常丰富的血管，对内痔直接动刀操作是不现实的，所以用的是结扎方法。也就是拿线把痔疮捆死，阻断它的血供，让它自然坏死并脱落。因为直肠没有痛觉神经，所以内痔结扎之后的疼痛程度并不是非常严重。

外剥内扎术的成型到现在已经有 100 多年的历史。这 100 多年间医疗技术虽然在不断演进和改变，但是基本的操作方式没有太大的变化。所以这种手术最大的优势就是稳妥，它也是现阶段治疗痔疮的基本手术方式，但是要找到适合结扎的痔疮，而且一般要结扎大的，或者把相邻的多个痔疮一起结扎。一些比较小的痔疮或者没有明显症状的痔疮会被放弃掉，因为太小的话会捆不住。这种手术方式也是肛肠科医生最喜欢的，因为它非常考验一个肛肠科医生规划、判断和设计的能力。做这种手术时我们会感觉自己就像一个建筑设计师一样。这种手术做完肛门皮肤会稍显难看一些，有可能会遗留一些赘皮，不像新生婴儿的屁屁那般光滑。

套扎器手术也利用了外剥内扎术的基本原理。它主要是利用现代更先进的仪器来进行结扎操作。为了找到更好的结扎材料和结扎方法，医学界近几十年来费了不少力气。最开始用线捆扎的方式有一定概率出现结扎线脱落的问题。结扎线脱落就有可能引起大出血。而且结扎到什么程度，结扎到什么位置，非常考验一个医生的经验和技术。所以为了把结扎效果发挥到极致，很多医生特别是我国的肛肠科前辈们想尽了各种办法，有拿金属丝结扎的，有尝试过用自行车气门芯结扎的，甚至有些医生尝试过用铁焊去烧痔疮，手段残忍，而且效果并不理想。随着现代材料科学的发展，新的结扎材料也开始不断涌现。现在有乳胶圈、弹力线等各种更结实、更不容易脱落的材料了。套扎器通过负压吸引的方式来套扎内痔，这样可以把套扎的位置做得更精确，大小也有更灵活的选择。

总的来说，外剥内扎术是基础，套扎器手术则更精准。

痔上黏膜环切吻合术（PPH）和选择性痔上黏膜环切吻合术（TST）

痔上黏膜环切吻合术（PPH）的大名，想必大多数痔疮患者应该都听过。这种手术经胃肠吻合器改良而来，它有一套专用的机器，定位到痔疮之后，可以直接一次击发，切缝一步完成。这就避免了因肠道大量血管的存在，下手去切会止不住血的问题。选择性痔上黏膜环切吻合术（TST）则是PPH手术的一种改良方式。

目前对于PPH手术是好是坏，在业界内存在一定争议。所以在这里我得客观评价一下这种手术。

PPH的理论基础来源于一位意大利医学硕士研究生的毕业论文。这篇论文把肛门周围各种各样的组织描述成一个东西，叫作肛垫，所以这个学说也叫作肛垫下移学说。PPH手术就是通过切除这一部分肛垫，实现上下吻合，从而把脱出来的痔疮收回去。由于这个理论基础现在仍显得有些粗糙，所以单从理论角度来看总是被国内一些专家诟病。但是这个手术方式到目前为止是被肛肠界的大多数专业人士所认可的，只是略有一些争议。

PPH手术本身非常优秀，在切除痔疮后的效果方面，是所有手术类型中最让人满意的。它以环形把痔疮切了一圈，所以不会存在只切大的而放过小的的问题。而且很多严重的痔疮也伴随直肠黏膜脱垂的情况，PPH手术在解决直肠黏膜脱垂方面也非常理想。PPH手术操作得当的话，术后的疼痛感甚至比传统的外剥内扎术还要轻。这也是有些医生称它为微创手术的主要原因。最直观的是，这个手术做了之后，患者的屁屁会非常好看。虽然我们应该不太会观察别人或自己的屁屁，但作为一个外科医生，如果我切出来的伤口在长好后能完美如初，也是一种崇高的理想追求。

但PPH手术也有缺点，甚至有些缺点引起了很大的争论。首先就是瘢痕增生。传统的痔疮手术之后，就算有瘢痕增生顶多是不好看，较少情况下会出现大面积肛门皮肤损伤造成的肛门狭窄问题。但由于PPH手术是环形切除皮肤黏膜的，所以它的刀口是一个环，如果出现瘢痕增生，这个环会越变越小，最后小到只剩一个缝，患者可能会遭受无法解出大便的痛苦。目前这个问题的主流解决方案，一个是改善术后大便质量，因为大部分出现这种瘢痕增生的患者都有长期稀便或者肠道发炎的情况；另一个解决方案就是坚持定期复查，早发现，早处理。

PPH手术另一个备受诟病的问题就是吻合钉脱落不全。PPH缝合伤口使用的是20～40颗钛合金制成的小钉子，其外形和订书钉差不多。小钉子原本的设计是借助伤口裂开时候的张力来帮助促进稳定的，所以在伤口长好且张力消失时，小钉子就会随着大便自然脱落。但实际情况是，大部分的钉子会顺利脱落，个别的钉子则会遗留在伤口处无法脱落。这种钉子本身对人体没有什么伤害，理论上来说，它可能对核磁共振检查和孕妇有影响，但目前为止我们没有看到相关的研究报道。这种钉子如果没有脱落，并且在皮下埋得比较深的话，会被身体长出的肉芽包裹，所以并不会对身体产生太多的影响。但是如果它本身是较松脱的，且没有被排出体外，患者会有强烈的肛门坠胀感，甚至有些患者描述会有针刺的感觉，某天用力排便过程中出了少许血之后，这种感觉会突然消失，这就是钉子正在脱落的过程。还有极个别的患者可能担心身体里会遗留吻合钉而出现焦虑的情绪，这种情况通常在我们术前讲解清楚后便能得到有效缓解。

TST 手术是通过保留一部分黏膜，来保证切口不是完整的一圈，之后就算瘢痕长大，也不会把肛门完全封死。它是为了解决瘢痕增生过度所引起的肛门狭窄而诞生的。但这种方式丧失了 PPH 手术改善直肠黏膜脱垂的部分效果。

总的来说，PPH 这一类吻合器手术比较适合三期以上、伴有直肠黏膜脱垂和松弛情况的痔疮。术后效果相对较好，疼痛略有减轻，但是它也有可能遗留一些麻烦事儿。对绝大多数患者来说，整体效果非常令人满意。所以说，手术是一把双刃剑，它本身是一种伤害，再怎么都是原配的好，改个刀换个零件，用起来多少都有些不舒服。在做手术之前，我们还要做一些准备工作。

术前思想准备

手术并不像普通人想的那样，一刀割下去就完事，其实它是一种利弊权衡，以小弊换大利。因此我们需要做好充足的思想准备。

尽量少听"别人说"

大多数人内心都活着一个段子手。特别是对屁屁这种既敏感又不会在人前见光的部位的手术来说，人人都愿意在这个事情上充当英雄。我常用"痔疮英雄主义"来形容某些患者。这种患者术后喜欢把痔疮手术形容得极其痛苦，以换取周围人对他们的"仰慕"。所以在大多数人心目中，痔疮手术应是全宇宙第一痛苦的手术。

其实痔疮手术的疼痛程度和不适感并不算特别高，特别是在现如今各种医疗手段都在追求疼痛控制的情况下，痔疮手术早已不再是当年做完之后，患者疼得一个星期内都在床上不敢翻身的情况。

大多数患者在术后也仅仅是等待麻药被代谢的过程当中才需要严格卧床。过了这个阶段，患者基本都可以快速地下床活动，也并不会出现极端的痛苦体验。术后这一周多的时间里，患者普遍反映仅在排便的时候有明显的痛感，排完或者平时基本是感觉不到疼痛的。所以，我们不需要因为疼痛去惧怕手术这个事情。但是说不痛的话那的确是骗人。

痔疮没有得到根治

痔疮没有病灶，所以不存在根治的说法。所有痔疮的治疗手段，包括手术都是为了解决症状。

前文已经解释过，痔疮是静脉曲张，是一堆坏死的小静脉堵塞造成的，所以就算把这一堆病变的静脉切除，把坏掉的组织剔掉，身体还会长新的静脉。新长出来的静脉会不会变成痔疮？这个问题恐怕没人能给得出答案。

那痔疮是否会像隔壁大妈所说的那样，做手术之后一定会复发呢？其实大多数人是不会的。因为受了一次痔疮的折磨，多数人还是会吸取教训的。哪怕是一些痔疮英雄主义的人，虽然说着根本不怕再得痔疮，该放纵就放纵，但实际上如果仔细去观察他的生活，就会发现他的日常习惯还是会有较大程度的改善。

通常我与患者谈到复发这个问题时会说："你看，这个痔疮长到这么大的程度花了 40 年的时间，那你需要在后面 40 年里继续保持不太好的生活习惯，才有可能复发，所以你应该先保证自己能活到 80 岁，再考虑痔疮复发的问题。"我的好朋友来做痔疮手术，问到关于复发的问题，我一般会说："放心地去折磨你的屁屁吧，10 年之内要是复发的话算我的，10 年之后复发的话算你自己的。"

所以我也可以明确地告诉大家，只要生活习惯保持得好，一次痔疮手术能管一辈子的概率是非常高的。就算继续去折磨你的屁屁，也不至于很快复发。

严格意义上来说，这不叫复发，而叫新的痔疮。

听取医生的建议

作为一个处理过好几万个痔疮，跟踪过无数痔疮患者术后情况的医生，我基本上可以很清楚地判断出每一个患者痔疮加重发作的周期。我们不能强迫患者做手术——直接把人绑在手术台上割掉他的痔疮，但是会尽可能给出其他比较中肯的建议。

所以如果碰到需要尽快手术处理的痔疮，医生一般比患者还急。之前我就有过一次这样的体验，一位痔疮患者上午来找我看病，当时他的痔疮确实非常严重，他自己也很痛苦。我建议他住院做手术，他当时同意了，所以我当即给他开了入院证明。当我开完后，他突然反悔，还想寻求一些保守的治疗方法。但我没有着急，同时给他提出了多种建议，希望他回去继续积极配合保守治疗。

这个时候他做出一个非常耐人寻味的举动，他歪着脑袋看着我说："你会不会觉得我一会儿要手术，一会儿又不手术是在耽误你的时间啊？你不会有不高兴的情绪吧？"

我面带微笑对他说："怎么可能呢？今天晚上你还会回来找我的，放心吧，我今晚就在医院值班。晚上你到了急诊科之后可以告诉他们，你今天找我看过病，让他们打电话叫我下来。"

他说："你这么肯定？"

我说："我估计到下午 4:30 左右你就会疼得无法忍受，入院证明我也留给你，如果你直接决定做手术，到时就不需要再让我看诊了，可以直接办入院手续。"

结果证明我的猜测完全正确，下午 4:30 他已经在护士站办手续。看到我之后，一只手捂着屁股，一只手指着我表情复杂地说："你是不是会算卦，怎么你说我这会儿会疼得受不了，我就真的受不了了。"

我只有无奈地摊摊手："谁让我是个肛肠科医生……"

住院物资准备

最重要的：带上相关证件、现金和你的屁屁。

理论上来说，在公立医院只要刷了社会保障卡、交了住院押金之后，就没有什么需要额外收费的项目了，其余的统统会在出院的时候整体结算。医院什么都管，甚至能管你不被饿死，但是绝对不管你饿，所以住院患者得额外准备饮食开销。

现在的公立医院管理也越来越科学、严谨。作为一个国家的事业单位，医院是不被允许做生意的。医生和护士不会单独收你的钱，也不会卖给你东西。所以患者要自行准备必要的生活用品，这方面就丰俭由人了。

肛肠科术后比较特殊的是，患者需要给屁屁专门准备一个坐浴的盆子和一条洗屁屁的毛巾。关于盆子大小的一般建议是，能把屁屁放进去的大小最为适宜。毛巾当然是用来洗屁屁、擦屁屁用，但请注意每次洗后需将毛巾清洗干净并自然晒干。一些患者会找我们要纱布来洗屁屁。这个目前在公立医院稍显困难，一方面，纱布作为科室的耗材支出，有着既定的数量；另一方面，纱布擦到伤口上会跟刀割一样疼，我一般不推荐患者使用。

除了床单、被子等医院会固定提供的用品，其他诸如用来洗澡、洗脸、刷牙、剃须的生活用品就需要自己准备了。经常住院的人都知道，住一次院就像搬一次家一样，随行携带的东西其实很复杂。

关于术后饮食方面大家肯定也比较关心。做完肛肠科手术后，患者在1～2天内可能会被要求只吃少渣食物。有些医生对于这项要求的持续时间可能更长，这就需要患者准备一些芝麻糊、藕粉之类的少渣食物。等这段控制排便量的时间过了之后，就需要达到大便通畅的效果，因此患者还需要准备足够的水果，来补充住院期间"万恶的食堂"无法提供的充足纤维。目前国家已经重视临床营养科的建设。所以一些临床营养科很完善的医院，可以通过给患者提供肠内营养剂达到相同的效果，如果在这种医院做手术就不需要大家专门准备少渣食物和水果了。

术后注意事项

很多人都会询问痔疮及其他肛肠科手术的术后注意事项，下面我会附上在医院发给每位手术患者的资料样张，以供大家参考。

以下说明还请大家留意：

- 因为每位医生的要求不一样，所以术后最好向自己的主管医生认真咨询。
- 为减少医患纠纷，下方表格中的要求写得相对严谨、细致，患者最好是可以做到，但不是必须做到。

表3 肛肠科手术及术后注意事项

术前1天	14:00～17:30	麻醉师访视时间，请于病房耐心等待麻醉师术前访视。
	22:30起	**禁食水**，可漱口，以减轻口腔干燥感。 术前1天饮食须以清淡、流质饮食为主，减少纤维（蔬菜和水果）、肉类等不好消化的食物的摄入。
手术当天	6:00～7:00	术前准备时间，请于病床上耐心等待护士安排。术前灌肠后，保留灌肠液约10分钟，再解大便。**灌肠液须反复解3～4次才能完全清洁**，每次间隔20分钟。
	术后6小时内	1. 禁食水。 2. 严格**去枕平卧**，严禁晃动、抬起头部。 3. 小便时请于护士处取尿盆，于床上小便。
	术后6小时后	1. 可尝试坐起，可尝试睡枕头。 2. 可尝试下床，于床边小便（不建议去厕所，以免因腿部肌肉乏力而发生摔倒）。 3. 流质饮食，建议较稀的白粥、藕粉、黑芝麻糊等（**糖尿病患者**禁食粥类等食物，须遵医嘱），上述食物产生粪渣少，如无呕吐等麻醉后反应，可加大食量。 4. 术后不适感主要有疼痛、坠胀及麻醉后烦躁。肛门坠胀感是由肛门内填塞纱条所致，易被误解为大便堆积，**肛门纱条尽量控制于术后第2天（约48小时）取**。 5. 术后吸氧的主要目的为加快麻药代谢，并有镇静作用，请遵医嘱**不要随便取下**。 6. **心电监护**是为术中生命体征出现波动的患者所准备，请遵医嘱**不要自行取下**，以免发生突发状况后耽误抢救时间。

术后第1天	平素无便秘者请于晚饭开始正常饮食，有便秘者请于午饭正常饮食	正常饮食要求： 1. 停止流食，进食米饭、面等正常食物，**建议保持平时食量**，保证第2日正常排泄。 2. 排便正常与否关键在于纤维摄入（蔬菜、水果），水果建议以时令水果为主，因患者术后活动减少，水果需求量会增大，**糖尿病患者**请咨询主管医生。 3. 清淡饮食，尽量与平时食物保持一致，避免因摄入肠道不适应的饮食造成便溏、便秘等情况。 注意事项： 1. **香蕉**为易便溏食物，且容易造成腹胀，需尽量避免。 2. **牛奶**易造成便秘或便溏，如非长期坚持喝牛奶者，请尽量避免摄入牛奶。 3. 请尽量在医院食堂等有饮食安全保障的地方购买食物。 4. 我科手术均为小伤口微创手术，如无医生特殊交代，**不需要任何补品、特殊高蛋白食物（甲鱼、鸡汤、乌鱼汤等）**。 5. 如有**糖尿病等情况的患者**，请咨询主管医生，保证饮食安全。
术后第2天		取纱条，解大便，清洗肛门，换药。 1. 纱条在肛门内，起到压迫伤口的作用，请患者自行取出纱条，用力做排便状，扯出纱条（因此操作需用肛门及手配合，**请勿让家属帮忙**）。 2. 清洗肛门时，将**复方黄柏液**加入小半盆开水，先熏蒸，待水温合适后坐浴，坐浴时间约10～15分钟。 3. 因换药患者较多，换药时间请咨询主管医生，请带上药膏、药栓于换药室门口等待。换药时请保持次序。如无特殊情况，换药与输液无冲突，**可携带液体换药。换药1日1次**，主要目的为观察、清洁伤口，频繁换药则会影响伤口生长。

其他不清楚或有特殊疾病等情况，请咨询主管护士、医生或值班人员。

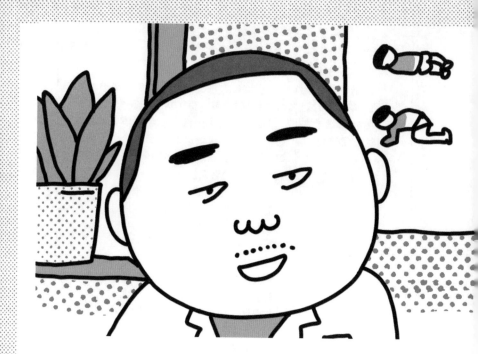

Chapter 5

第五章　肛肠科常见 Q&A

　　本章的问题来自我在线上咨询及线下就诊时所做的记录，我将患者、网友提出的高频问题整理列出，以期各位读者对个体化偏差、肛门直肠疾病就诊时的问题能有更深刻的了解。

　　请注意：以下问答具有针对性，并经过个体化设计，不能作为疾病诊断、治疗的参考和依据，如有身体不适，请及时就医。

Q：大概从一个月前开始，我在做过一次按摩过后突然就开始经常拉肚子，感觉肠胃状况不是很好。吃过饭之后就会有肚子痛且想排便的情况，但是想着不会出什么问题就没有在意。最近几天突然发现有点便血，想到之前的症状就有点怀疑自己得了溃疡性结肠炎，但是我不知道如何判断脓血便，想请医生帮忙看下。

A：我觉得情况没有你想得那么恐怖，溃疡性结肠炎是个症状相对比较严重的疾病，而且它和遗传因素等都有关系。它的症状一般不止脓血便这一个问题。溃疡性结肠炎的脓血便是在后期才会出现的症状，患者还会伴有消瘦、腹痛、营养不良等。如果你没有被诊断过溃疡性结肠炎，一般患这个病的概率非常小。不过，如果便中出现黏液带血的问题，我建议最好先去医院的肛肠科挂号让医生仔细查一查，看能不能在肛门和低位直肠发现什么异常，没有的话就要做肠镜往肠子深处找找看。

Q：三天前我的肛门上长了一个东西，看起来像个空包，里面没有血和黏液，就只是单纯痒痛，收缩肛门时疼痛加剧，排便后缓解，用痔疮膏也有所缓解。但是我感觉它慢慢变得更大了，皮下有黑色的硬块。请问这得是什么问题呢？该怎么治疗？发现肿物的前两天得过感冒，低烧37.3℃，喝过生姜水来缓解，不知道与肿包有没有关系？我平时排便比较困难，约3天排便一次，有久坐马桶的习惯。

A：你这种情况应该是痔疮，黑色的硬块是血栓。这种痔疮是标准的有手术指征的痔疮。那个血栓不做手术的话基本很难自行消失，脱出的痔疮不做手术的话也基本很难缓解病症，所以这种情况我建议你做手术来治疗。

Q：最近我的大便形状变扁、变细，便量减少，颜色无变化，每天排便1～2次，但上厕所的时长出现了变化。去年8月我做了一次肛门指检，结果无问题。请问我这个情况会是什么原因呢？

A：正常情况呀。大便会因为你最近的事务多少、作息时间、肠道菌群情况而出现变化。比如你摄入的淀粉多、纤维少，大便就会变扁、变细，颜色可能加深。如果你在减肥的话，随着进食量减少排便时间就可能变化。假如你因为变忙导致饮食种类变得单一化，菌群也会变化，排便习惯就随之改变了。

Q：想知道幽门螺杆菌感染在我国人群中的发病情况是怎样的。我查过资料，在发展中国家，幽门螺杆菌感染率相对较高，约为50%～80%；而在发达国家，幽门螺杆菌感染率较低，约为25%～50%；我国平均感染率为50%左右。可我感觉身边的人并没有把它当回事，也没怎么去积极治疗。我还看到报道说感染严重可能导致癌症，我看到的消息准确吗？想请医生帮忙科普一下。

A：幽门螺杆菌在我国感染的人数比例应该不止50%。由于幽门螺杆菌的普查成本还是比较高，文献的数据来源基本上是体检。在我国，人均体检覆盖率较低，因此广大农村地区和没有劳动单位的人感的概率会更高。幽门螺杆菌感染人群在亚洲地区确实比欧美地区要多一些。这个其实和发达国家还是欠发达国家没有太大关系，主要是受饮食习惯和食物污染问题的影响。我国感染幽门螺杆菌的人数比例肯定是在世界第一梯队的，很大一部分原因在于，我们日常是合餐制，并非分餐制。前几年的普查数据显示感染率更高，还有一个原因就是我国老年人始终有用嘴咀嚼食物来喂给婴儿的习惯，以及以前我国种植蔬菜时大量使用人类粪便当肥料。所以国家现在提倡使用公筷，并且倡导大家饭前便后都要洗手。

幽门螺杆菌是目前唯一一种已知可以在胃部强酸环境下生存的微生物，其他的微生物基本上是靠包膜等来通过胃，并不能在胃里面生存。

幽门螺杆菌早期感染时会引起胃和十二指肠黏膜的慢性炎症，绝大部分人对这种炎症没有太多的感觉。继续发展的话会造成萎缩性胃炎和胃溃疡等。这个时候很多人就有恶心、嗳气、胃痛等不适症状了。胃溃疡甚至有可能引起胃穿孔、胃出血等极其严重的病变，更有甚者会致人死亡。再进一步发展就是肠化生，到了这一步，想要扭转情况就非常困难。肠化生普遍被认为是一种癌前病变，用比较好理解的说法就是，本来该在肠子上生长的细胞长到胃上去了。这也就表示，这些细胞不但会对周围的环境产生影响，而且周围也没有限制它繁殖和生长的条件，最终就会发展成为一群无限繁殖的细胞，也就是我们都不想听见的癌症。所以，幽门螺杆菌和癌症的发生是正相关的。一旦发现幽门螺杆菌感染，我们给患者的治疗方案都是立即进行清除。

还有一些经常被误会的说法。例如，幽门螺杆菌会引起胃癌以及癌前病变。幽门螺杆菌和癌症相关并不是说感染幽门螺杆菌就一定会得胃癌，它有一个相关的发展过程，要这个过程完成之后才会出现胃癌。从开始感染幽门螺杆菌到发展成胃癌的时间，目前还没有一个很明确的统计。但胃溃疡变癌的时间一般为三年左右，这个是有数据支持的。所以很多医生都建议每个人每三年左右查一次胃镜或者幽门螺杆菌，特别是年龄超过 45 岁的人群。癌前病变也并不是指一定会得癌症，而是说它演变成癌的概率会比正常人高很多，比如说大家都认为 10%～20% 是一个相对很小的百分比数值，但是在癌前病变上这个数值代表很高的患癌率。

另外，一些人感染了幽门螺杆菌，因为发展得非常慢，他并不会死于幽门螺杆菌引发的癌症。有可能还没有患上胃癌，其他的疾病就已经夺去了他的生命。比如说，我患有高血压和高血脂，同时我还有幽门螺杆菌感染。由于幽门螺杆菌感染引起的胃癌需要很长时间来发展，因此我死于高血压引发的脑出血的概率可能会远远高于死于胃癌的概率。

Q：前几天我去医院检查，医生说我有肛瘘，但暂时不用处理它。我想问一下，所有肛瘘都必须通过手术治疗吗？

A：是的。肛瘘的根在齿状线，即在肛门内 3 厘米左右的地方，不从根源解决就好不了。现在只有通过手术能解决病症。肛瘘之所以叫瘘，是因为它是里外相通的，所以会反复发作，包括发炎、疼痛，过后的流脓。肛瘘有可能到处流窜，感染到哪就病变到哪，过去的老人称之为"老鼠打洞"。虽然不是那么急需解决，但耽搁得太久病情可能加重，手术难度会变大。

Q：我最近大便的频率正常，但出现了墨绿色大便，这是什么原因呢？能请医生帮忙看看吗？

A：是食物问题。比如是不是吃了奥利奥、鸭血？这两个是比较常见的食物原因。消化道出血一般颜色不是偏绿，是偏红。

Q：医生你好，我上周便血，大便干硬，经过肛门有疼痛感，然后就出血了。请问这种有可能是肠癌吗？

A：不像肠癌，很像痔疮。痔疮出血多一些，颜色鲜红，肛门有撕裂感。癌症的出血相对隐蔽，肛门没啥感觉，但大便规律会紊乱。

Q：我是前两天大便干燥，有点便血，然后有一个类似绿豆这么大的肿包从肛门突出来，我觉得可能是内疮。昨天擦了痔疮膏，早晚都用温水坐浴，小包没有继续变大，但蹲下仍然可以看到它，缩肛的时候有轻微刺痛感。目前不影响日常生活，这两天大便不再有血。请问这样是在恢复中了吗？

A：估计是痔疮，看起来已经在恢复了。但是想要彻底恢复肯定不会很快，所以请放松心态，不急于这两天，你的处理方式很好。

Q：我都忘记自己什么时候开始不对劲了，大概大一下学期的中午吃完饭就会腹痛，到了大二情况加重了，每天早上起来都会痛，一痛就要上厕所。有一次吃了很多药都不管用，还拉不出来，后来喝了绿茶才拉出来，然后我就去查了肠镜，结果显示正常。现在我每天早上起来肚子痛的话都要上个厕所，肛门那里老是闷闷的，一直有便意，晚上睡觉的时候感觉更强烈，吃了很多中药都不管用。我现在真的很害怕，不知道怎么办。

A：你可能患有"肠易激综合征"。这是一种神经系统问题。相关病因、诱因和治疗方法均不明确。但可以明确一点，这个疾病除了折磨人外没啥大问题。 肠易激综合征的主要表现可以归纳为一句话：腹泻或者便秘，伴有明显的便前腹痛，便后会缓解。 至于发病原因医学界目前仅是猜测，认为和情绪、压力有关。治疗办法主要是对症处理，拉稀了就止泻，便秘了就通便。我在门诊中经常建议年轻患者通过健身或者游泳来改善，效果还算令人满意。我觉得这与运动后代谢和心情的改变有关。 越烦躁就越会加重，不把它当回事就会缓解一些。

Q：大便中经常有黑色残渣（网上咨询带图），是不是便血？

A：那是食物残渣。很多菜叶吃进去之后再拉出来就是这个颜色，不用在意。

Q：我刚怀孕 4 个月，之前从不便秘。自从怀孕，偶尔会便秘，最近越发严重，用了 2 支开塞露也没用。因为孕期嗜睡，可能活动得比较少，其他饮食习惯和孕前没啥区别。想知道如果发生便秘怎样处理，平时怎样科学预防便秘。

A: 尽量少用开塞露，偶尔用的话没关系。开塞露是用来疏通堵住的干结大便的。从现在起每天多吃些水果吧。孕妇的运动量都少，合理、科学饮食非常关键。肛肠科医生的建议是注意高纤维饮食，其他的饮食建议可以咨询妇产科医生。

Q: 我今年 26 岁，痔疮持续 4 年，去年到现在平均每三四个月就会爆发一次，每次发作时排便都一直流血，温水坐浴加用痔疮栓会好转一阵。这次便血第 3 天，边排便边滴血，有时候好像会有黑血便，请问需不需要去医院做个肠镜排查一下？有什么比较好的止血方法吗？平时生活中要注意什么呢？我一般喝完酒后痔疮容易复发。

A: 才 26 岁的话问题不大。只是这么严重的出血怕是要手术才能解决。如果老是担心，可以先做个肠镜，肠镜后再手术。这么大出血量的话手术中止血会很难。市面上痔疮药的止血效果都差不多，其实换个智能马桶盖就能有效缓解出血。酒后记得吃大量水果来缓解大便质量差的问题。

Q：我是一名 22 岁的女生，最近两个月排便时肛门疼痛，有时候肚子也疼，但是没有便血。而且有时是拉肚子，有时是大便干硬，拉得总是很难受。这几天总觉得拉不干净，有时候便便很黑，肛门靠近尿道的方向有一块硬硬的突起，平时没有吃辣的和刺激性的食物。也许是和我排便不怎么规律、经常吃完饭就跑厕所有关，真的很烦恼，希望医生抽空解答一下，谢谢！

A：看这种情况的持续时间有多长。已经持续半年就要考虑肠易激综合征的可能性，少于半年只能初步判断是功能性肠病。以你现在提供的情况看，诊断的依据还不够，因此目前我的建议是对症治疗。注意期间增加饮食种类，多吃蔬菜和水果。

Q：今天洗澡时我发现肛门和会阴交界的地方多了个长肉条？请问这是什么？是不是得了什么相关疾病？

A：正常情况。你所说的这处是个条形的结缔组织结节，叫会阴中心腱，属于正常的人体组织。

Q：我这两天发现大便带有一些暗红色的血丝，肚子有点痛且胀气。平时大便比较规律，1天1~2次，偶尔大便会有泡沫。两年前曾查过胃肠镜，显示我有慢性非萎缩性胃炎，肠子未见异常。3年前有胆囊切除史，这几天肾结石掉下来了。此外，我平时经常蹦跳，运动量有点大，这之间是不是有关系？该怎么办呢？

A：（1）血没和大便混起来而只是大便表面有血的话，表示出血来源于肛门，和大便质量不高有关，患痔疮的可能性大；（2）切了胆囊，消化脂肪的功能会出问题；（3）我觉得和运动没关系；（4）一般完整的肠子从什么都没有到息肉长到直径1厘米大概要3年，直径1厘米的息肉到变癌大概要2年，所以往这个方向考虑的话，首选检查不是肠镜，而是肛门检查。

Q：我从前不久开始注意到有时候排便疼痛，大便滑过肛门时出现刺痛，也不是特别疼，我用了几天痔疮栓之后感到好多了，最近又开始偶尔出现排便刺痛的情况。我一直以来都没有便血，也没有便后剧痛，拉出去就好了，我这个情况会是肛裂吗？

A：不像。肛裂主要是便后痉挛痛，就是肛门抽着痛，便后会持续一段时间。痔疮才是像伤口裂开那样刺痛，在排便时痛，排完了就不痛了。

Q：走路时肛门经常掉出来好大一个软东西，里面有些硬块，请问是什么原因？需不需要去医院治疗？正常走路时不疼，夹紧屁股就会疼，也没有发烧等症状。

A：是痔疮呀，是痔疮脱出了。这种痔疮原则上是需要手术的，因为里面有血栓，发作起来会很痛的。

Q：由于长期服用精神药物我一直便秘，经常是三五天才解出来一次，顺畅时能一天一解，但拉出来的基本都是无数个羊屎蛋，或者就是拉稀，而且总有没拉干净的感觉，但尝试很久也拉不出来。由于我有精神方面的问题，我每天的运动量很充足，饮食方面蔬菜吃得多，常喝酸奶，益生菌也在补充，由于吃药每日饮水量大于 2000 毫升。这几天连续吃了 2 天聚乙二醇 -4000，一点儿用都没有。想问问医生，像我这种情况怎么办啊？我就想痛痛快快拉一次（我的精神科医生叫我自己去药店买药，他不会给我推荐通便类的药物）。

A：精神药物大多数都会造成排便困难和大便干结。其实最理想的方案就是聚乙二醇 -4000。聚乙二醇 -4000 的用量要求没那么严格，你可以依据自身情况加量，比如 1 天吃 3 次，每次 2 袋，一直吃到拉得比较爽为止。聚乙二醇 -4000 只有加湿和润滑作用，不会刺激肠蠕动，吃的同时饮水量要翻倍才有效果。

Q：本人男，33 岁，每次排便时一用力就滴血，这种状态持续有两个多月了，有时候血量多，有时候血量少，多的时候能把便池里的水染红，但只要便完擦干净站起来，流血就会自动停止。刚才上完厕所，又滴血了，拍了三张滴血后肛门的照片，我个人感觉是这个凸出的肉球在流血，害怕是肠癌，准备打算去做肠镜，但想先咨询医生，大概了解一下这是什么原因。

A：这是典型的痔疮出血。由于平时肛门括约肌的收缩作用，痔疮的血不会流出来，排便时肌肉压力变小了，就出血了。不要怕。

Q：我有痔疮很多年了，但是之前一直不太严重，不会影响生活。今年初连续吃了几天辣物和烧烤后，就开始持续便血，医生开的痔疮栓使用后仍然便血。后期发展成排便剧痛，疼痛会持续一整天，正常的坐立都会疼。现在经过治疗，疼痛不会持续全天了，但是每天排便后会痛一会儿，休息一晚就感觉完全好了似的，但是第二天一旦排便就又会痛一会儿。现在又得了肛周湿疹。最近我准备怀孕，医生说我有陈旧性肛裂和混合痔，建议我手术后再备孕。请问我要不要手术呢？我一直很纠结，担心术后复发、肛门狭隘、再次肛裂等，好痛苦啊。

A：我的建议是，既然你的情况这么严重了，应该先手术，再怀孕。孕期由于胎儿压迫直肠，会出现痔疮加重的情况，严重到一定程度会让你吃饭都困难，对胎儿也没好处。况且肚子里有了宝宝，你想再做什么治疗，医生都不太敢操作，后悔都没机会了。手术后大半个月就会转好了，也不影响啥，对吧。

Q：本人女，32岁，日常喜欢喝冷饮。过去一年莫名其妙总是放很多屁（不臭），偶尔大便带血。这段时间时不时会轻微腹泻，但肚子不痛。昨晚突然便意很急，大便量很多，但是不成形，最后的便便有红色血丝。今早起来也是便意很急，急忙如厕结果又是轻微腹泻，拉出来都是黏液和少许粪便，最后便便都是黏糊带血（咨询如图）。我该咋办，好害怕啊。

A：这种情况的话需要做个肠镜看看。黏液带血，反复出现，不排除是肠道疾病哦。

Q：医生你好，我爸爸两周前查出直肠癌中分化腺癌，做了增强 CT 扫描，发现各个器官状态都良好，均未发现占位性病变，腹腔和腹膜都正常。我想问下，增强 CT 可信度高吗？因为我看见有的病友做了扫描后也没显示出问题，然后做手术时才发现腹腔内的病变。因为肿瘤很大，又靠近前列腺，所以医生提议先放疗，请问放疗能降低我爸的分期吗？还有就是中分化腺癌扩散快吗？我在网上看人说，吃伟哥对于直肠癌复发有点作用，这是真的吗？麻烦医生解答了。

A：中分化腺癌的扩散速度不慢的。分期看的话，原位侵袭肌层，已经很深了；周围淋巴结浸润；远端脏器情况不明朗。前列腺有浸润的可能。放疗的目的是尽量分离开前列腺的浸润，为手术提供便利。增强 CT 扫描的结果一般比较明了，但确实有它解读不出来的癌症。可以进一步做 PET CT，图像显示得会更清晰。不要去尝试任何"人家说"的东西，只听主管医生的意见。

Q：我曾经总是过度顾虑，担心自己会得 HIV，两年前检查完如释重负，也没怀疑化验结果。从那次检查后，对于日常生活中的接触，我就没再担心会被感染。就是一直对验血不太放心：如果我看到医生拿了新的针头，撕开包装，那便会完全放心。但昨天早上做入职体检时，我发呆了，只记得血刚被抽出针头的画面。其实本来也能自我说服，毕竟是三甲医院，应该还是靠谱的。但我还是会对护士有可能忘记换针头这一点忧心忡忡。

A：护士应该不会忘记换针头。新的针头上面有个套管，用来防扎手的，取下来才能用，用完了再把那个套管装回去的话，还真是需要点耐心和技术。况且注射器这种东西 10 元钱能买 100 支，节省不了几个钱，没人会去搞这个事。每个城市的公共卫生中心可以做 HIV 感染的暴露前预防和暴露后预防，也提供咨询服务。如果实在不放心，可以去那里咨询一下。

Q：我从小就便秘且有痔疮，偶尔有点血，也不疼。4 年前怀孕时在孕晚期开始出现便血，产后 1 个月便秘严重并开始流血，不知不觉甚至会开始爆血，量多的时候甚至要去医院压迫止血。因为当时哺乳期的保守治疗无果，3年前本来准备去做手术，但经人介绍艾灸可以治疗痔疮，艾灸疗程中就真的不流血了。现在我再次怀孕2个多月，最近又开始便血，呈喷射状，尤其是我不能下蹲，抱娃时下蹲都会爆血。加上我一直有点贫血，孕后期想必会更严重了。我是内外混合痔，外痔没有过疼痛的感觉，内痔便血特别严重，经网上了解，现在寄希望于硬化剂注射。我本身比较害怕做手术，而且我查过好像此时也不适合做手术，但保守治疗无效。该怎么办？

A：我对单纯使用注射治疗保留个人意见，主要是因为：（1）硬化剂种类繁多，对胎儿产生的影响不太确定；（2）对操作者要求很高，熟练掌握这项技术的医生都是科班出身的，这种情况下他们一般都更支持手术；（3）效果有限，我们都是在手术中用硬化注射辅助效果；（4）如果注射不当，会产生严重感染、局部溃烂等问题，每年我都要接诊不下数十个因硬化剂注射出现严重不良反应的患者；（5）就算注射好了，肠道局部也会变硬，给未来的手术造成困难，都没办法补救。

　　你现在处于孕期，痔疮一定会加重，这样持续喷血还是要想办法解决，因此我建议你现在就开始：（1）停止使用卫生纸、湿纸巾擦屁屁，尽量换一个智能马桶盖，便后用智能马桶盖的热水冲洗屁屁，并自然风干，或不风干以保持肛门湿润；（2）孕期稳定后将开水放至温热（40℃左右），然后每天加盐坐浴，以加速局部血液循环；（3）增加蔬菜和水果摄入量，吃到大便规律、排便极其通畅为宜，以避免大便干结而诱发痔疮；（4）避免任何痔疮药物，特别是含麝香的外用药，它可能导致流产；（5）实在坚持不住（出现明显的贫血倾向），建议使用套扎等技术，哪个痔疮出血做哪个，没出血的痔疮不处理，也不处理外痔，用最小的创伤解决最急迫的出血问题，其他像什么治疗彻底呀、避免复发呀、不好看呀一概先不要考虑，就只是处理出血问题，这样才能让术后用药简单化，以保母子平安。

Q：请医生帮我看看这个病理诊断：（直肠）黏膜慢性炎症伴糜烂，急性期，可见隐窝炎及嗜酸性粒细胞浸润，个别腺体伴腺瘤样增生，不排除溃疡性结肠炎。肉眼所见：（直肠）灰白不整形软组织3块，直径0.2～0.3厘米。

A：肠黏膜慢性炎症伴糜烂：这句话理解字面意思即可。（1）急性期：表示正在发作；（2）隐窝炎：指炎症浸润的深度比较深；（3）嗜酸性粒细胞浸润：表示高免疫状态，这个东西增多的话就是在提示炎症不是或者不全是微生物感染引起的，而是自身免疫功能亢进造成的，你可以理解为过敏反应，这也是在提示溃疡性结肠炎的可能性较大；（4）腺体伴腺瘤样增生：这个是溃疡性结肠炎的典型表现。

总的来说：病理上认为是溃疡性结肠炎，但单纯用病理诊断的话，还不能得出溃疡性结肠炎的临床诊断，需要结合临床表现、溃疡及炎症的面积、浸润肠道的部位等，才能最终诊断，所以诊断书上写了不排除溃疡性结肠炎。炎症位置较深，处在急性发作期，就需要积极治疗。溃疡性结肠炎治疗起来很麻烦，过程比较长不说，还很折磨人，你要调整好心态，积极配合治疗哦。

Q：我在睡觉时小腹有异物感（但位置不固定），最常在阑尾处（阑尾已经被割除 16 年）。我有内外痔，外痔肉眼可见，内痔仅感觉得到，大便偶有鲜红血迹。便秘情况下的大便较细。昨天做了肠镜检查，医生说没有问题。另外，医生做过指检，认为也正常。但确实大便很细（包括今天，大便粗细不固定，细的时候只有手指般粗）。请问这种情况应如何处理？医生说需要观察，针对痔疮也倾向于保守治疗，想听医生你的意见。

A：小腹异物感、位置不固定、肠镜没有异常，这个就不必过于担心了，有可能是一种感觉异常，比如是阑尾手术后的瘢痕在作怪。大便粗细不固定，其实是菌群失调的表现，痔疮虽然也会让大便变形，但影响不会特别大。菌群的问题主要和食物种类或纤维摄入减少有关。丰富的菌群能产生更多的气体和黏液，促使大便体积膨胀、润滑。所以我建议你吃大量的蔬菜和水果，同时增加进食种类，就可以解决目前的问题。

图书在版编目（CIP）数据

屁屁保养指南：笑到飙泪的肛肠健康二三事 / 刘峰
著. —贵阳：贵州人民出版社，2023.9
ISBN 978-7-221-17797-1

Ⅰ.①屁… Ⅱ.①刘… Ⅲ.①肛门疾病—防治—基本
知识②肠疾病—防治—基本知识 Ⅳ.①R574

中国国家版本馆CIP数据核字(2023)第155077号

PIPI BAOYANG ZHINAN: XIAODAOBIAOLEI DE GANGCHANGJIANKANG ERSANSHI

屁屁保养指南：笑到飙泪的肛肠健康二三事

刘峰 著

出 版 人 朱文迅
选题策划 后浪出版公司
出版统筹 吴兴元
编辑统筹 王 頔
策划编辑 王潇潇
责任编辑 欧杨雅兰
特约编辑 张冰子
装帧设计 墨白空间
内文插图 清单屁 CYANTIFICA
责任印制 常会杰
出版发行 贵州出版集团 贵州人民出版社
地 址 贵阳市观山湖区会展东路SOHO办公区A座
印 刷 北京盛通印刷股份有限公司
经 销 新华书店
版 次 2023年9月第1版
印 次 2023年9月第1次印刷
开 本 889毫米×1194毫米 1/32
印 张 8
字 数 140千字
书 号 ISBN 978-7-221-17797-1
定 价 65.00元

贵州人民出版社微信